CONTRIBUTION A L'ÉTUDE PATHOGÉNIQUE

DE

L'AMYOTROPHIE TABÉTIQUE

PAR

Le Docteur Jean CONDOLÉON

Ancien interne des hôpitaux de Paris
Et de l'hospice de la Salpêt

PARIS
G. STEINHEIL, ÉDITEUR
2, RUE CASIMIR-DELAVIGNE, 2

1887

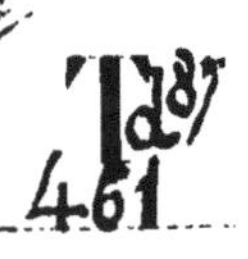

CONTRIBUTION A L'ÉTUDE PATHOGÉNIQUE

DE

L'AMYOTROPHIE TABÉTIQUE

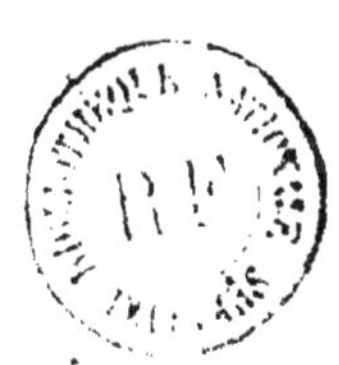

PAR

Le Docteur Jean CONDOLÉON

Ancien interne des hôpitaux de Paris
Et de l'hospice de la Salpêtrière

PARIS

G. STEINHEIL, ÉDITEU

2, RUE CASIMIR-DELAVIGNE, 2

1887

A LA MÉMOIRE

DE MON ONCLE DÉMÉTRIUS H. P. MISTO

Faible témoignage de ma profonde gratitude.

AVANT-PROPOS

Pendant notre année d'internat à la Salpêtrière, dans le service de notre excellent maître M. Joffroy, nous avons eu l'occasion d'observer un cas d'amyotrophie tabétique, dont nous avons pu poursuivre l'étude anatomique et histologique.

Il nous a paru intéressant de rechercher à quelle perturbation du système nerveux devait être rapportée l'atrophie des muscles et de rapprocher les résultats de nos recherches des faits récemment publiés et tendant à montrer que l'amyotrophie tabétique reconnaît une double origine, à savoir : la propagation du processus dégénératif aux cellules motrices des cornes antérieures de la moelle ou la dégénération primitive des nerfs périphériques.

Ce n'est pas là la seule raison, qui nous a déterminé à en faire l'objet de notre thèse inaugurale; la disposition de la dégénération du segment neuro-musculaire a présenté dans ce cas des anomalies dignes d'attirer l'attention et qui tendraient à montrer qu'une modification peu accusée des cornes antérieures, produit des lésions périphériques étendues, pouvant simuler une altération primitive des nerfs.

L'observation a été recueillie dans le service de

M. Joffroy et les recherches micrographiques ont été faites dans son laboratoire de la Salpêtrière. Nous sommes heureux de trouver cette occasion pour remercier notre cher maître des conseils si excellents dont il nous a toujours entouré.

Notre excellent maître M. A. Gombault, qui a bien voulu examiner nos préparations nous a donné d'utiles conseils; nous ne saurions trop le remercier de son extrême bienveillance.

Que nos autres maîtres des hôpitaux, MM. les professeurs G. Sée, Panas, Duplay, MM. Le Dentu, Rendu, Quinquaud, Raymond, Hutinel, Gouraud, Landrieux reçoivent l'assurance de notre profonde reconnaissance pour les leçons, les conseils et le bienveillant accueil que nous avons trouvés auprès d'eux.

M. le professeur Charcot a bien voulu nous faire l'honneur d'accepter la présidence de notre thèse; dans son enseignement nous avons puisé de précieuses connaissances: qu'il veuille bien agréer aussi l'expression de nos sentiments de profonde reconnaissance.

Nous manquerions à un devoir agréable, si nous n'adressions pas nos plus vifs remerciements à nos collègues des hôpitaux, pour l'accueil bienveillant que nous avons toujours rencontré en salle de garde; nous pouvons leur assurer que nous conserverons le plus précieux des souvenirs de l'hospitalité, qui de tout temps a été l'apanage de la jeunesse française, et dont nous avons si largement profité.

CONTRIBUTION A L'ÉTUDE PATHOGÉNIQUE

DE

L'AMYOTROPHIE TABÉTIQUE

CARACTÈRES ANATOMIQUES ET CLINIQUES

Parmi les nombreuses notions qui ont enrichi l'histoire de la maladie de Duchenne, la connaissance des modifications subies par le système musculaire est intéressante à relever. L'intégrité de la force musculaire, l'absence de toute atrophie des muscles constituaient, en effet, pour Duchenne les caractères distinctifs de l'ataxie locomotrice progressive, du vaste groupe des paraplégies. Or, il est de connaissance classique aujourd'hui que les paralysies musculaires loin d'être rares dans le cours du tabes ataxique, peuvent en être la première manifestation, que l'atrophie musculaire survient non seulement dans les étapes avancées de l'affection, mais encore dans la période dite préataxique du tabes. Cependant si ces troubles moteurs et trophiques ont pris progressivement droit de cité et figurent dans le domaine de plus en plus vaste de l'ataxie locomotrice progressive, leur étude n'a pas modifié sensiblement la magistrale description de Duchenne et leur manifestation est considérée comme constituant autant d'épiphénomènes sinon de complications du tabes.

C'est à M. le professeur Charcot que revient le mérite d'avoir mis en relief l'existence de l'amyotrophie tabétique, déjà signalée par MM. Duménil, Virchow, Marotte, Friedcreich, Leyden, Foucart et Laborde. MM. Charcot et Pierret (1), en montrant la véritable origine de cette amyotrophie, en la rapprochant de la grande série des troubles trophiques du tabes ont définitivement établi son individualité clinique et anatomo-pathologique.

Parmi les travaux publiés, depuis sur le sujet, nous devons signaler le mémoire de M. Leyden (2), l'observation de M. Cuffer, complétée par le travail de MM. Raymond et Artaud (3), le mémoire de M. Ballet (4), fait à la Salpêtrière sous l'inspiration de M. Charcot, l'observa-

(1) Charcot. Altérations de la substance grise de la moelle épinière dans l'ataxie locomotrice considérées dans leur rapport avec l'atrophie musculaire qui complique quelquefois cette affection. Société de biologie, séance du 2 avril 1871.

Pierret. Sur les altérations de la substance grise de la moelle dans l'ataxie locomotrice, etc. Archives de physiologie normale et pathologique. 1870.

(2) Ueber die Betheiligung der Muskeln und motorischen Nervenapparate bei der Tabes dorsalis. Deutsche Zeitschrift für praktische Medicin. 1877, n° 50.

(3) Note sur un cas d'hémiatrophie de la langue survenue dans le cours d'un tabes dorsal. Arch. de physiologie, 1884, p. 367.

(4) De l'hémiatrophie de la langue dans le tabes dorsal ataxique. Archives de Neurologie, 1884, p. 191.

tion de M. Dejerine (1), et celle de M. Buzzard (2), enfin les leçons cliniques de M. le professeur Fournier (3), une leçon de M. Eulenburg (4) et l'intéressante communication, à la Société médicale des hôpitaux, de notre maître M. Joffroy (5).

Nous n'avons pas l'intention de présenter l'histoire complète de l'amyotrophie tabétique, les considérations qui ressortent du cas que nous avons étudié se rapportant particulièrement à sa pathogénie, c'est cette dernière qui fera l'objet principal de notre travail ; nous résumons simplement dans ce premier chapitre les particularités cliniques et anatomo-pathologiques sur lesquelles reposent les opinions qui ont été émises sur l'origine de cette variété d'atrophie musculaire.

Un premier point à établir consiste à préciser ce que l'on doit entendre par amyotrophie tabétique et de différencier cet état de deux autres modifications des muscles que l'on observe dans le cours de l'ataxie locomotrice progressive. Il faut distinguer tout d'abord l'amyotrophie vraie de cet état spécial de mollesse et de flaccidité, propre au tabes et que l'on rencontre chez les malades

(1) Sur l'existence d'altérations périphériques des nerfs moteurs dans les paralysies oculaires des tabétiques. Société de biologie, séance du 18 octobre 1884.

(2) On ophthalmoplegia externa. in conjonction with tabes. Brain, 1882.

(3) Leçons sur la période préataxique du tabes d'origine syphilitique, 1885.

(4) Ein Fall von Tabes dorsalis complicirt mit progressiven Muskel atrophie. Berliner Klinischer Wochenschrift, 1885, n° 15, p. 229.

(5) Du pied-bot tabétique, Société médicale des hôpitaux, séance du 18 décembre 1885.

arrivés à une période avancée de l'affection. Pendant longtemps, en effet, l'aspect des muscles paraît normal dans le cours du tabes ataxique ; mais dans une période tardive, que le patient soit condamné ou non à l'immobilité, il survient une diminution notable dans la consistance du tissu musculaire ; au palper les muscles sont mous, flasques et dans les mouvements passivement imprimés aux membres on ne ressent presque pas de résistance musculaire.

Cette disposition que l'on ne retrouve pas dans les autres affections de la moelle paraît être en corrélation étroite avec l'absence des réflexes tendineux et serait due, d'après les recherches les plus récentes, à la diminution de la tonicité des muscles. La fibre musculaire ne subit aucune modification histologique, la contractilité faradique et galvanique des muscles reste intacte, il ne saurait donc exister aucun rapport, entre ce phénomène symptomatique de la dégénération des voies sensitives de la moelle et l'atrophie vraie, dont les caractères cliniques, les modifications histologiques et l'origine sont toutes différentes.

Si à cet état de mollesse et de flaccidité des muscles, on ajoute une diminution de leur volume produite par l'amaigrissement général de l'individu, on aura une idée de la seconde modification musculaire, qui simule parfois l'amyotrophie tabétique. Tout le monde connaît ces jambes de squelette que l'on observe quelquefois chez des malades arrivés à la dernière période du tabes et condamnés au lit depuis de longues années ; les muscles du mollet, en particulier complètement effacés, font croire à la plus profonde atrophie musculaire ; mais un examen attentif permet, dans ces cas, de constater, d'une part, que l'amaigrissement est général, qu'il occupe aussi bien les membres supérieurs que les inférieurs, les muscles du tronc et ceux de la face, que la contractilité galvanique et faradique des muscles est, d'autre part, absolument conservée : on est vraiment étonné en appliquant les électrodes sur ces jambes de squelette de voir se dessiner les muscles sous l'influence du moindre courant électrique.

Pendant notre année d'internat, dans le service de M. Joffroy, nous avons eu l'occasion de pratiquer l'autopsie d'une tabétique, qui avait présenté, à un haut degré, cet état d'émaciation profonde. Cette malade avait gardé le lit pendant plus de treize ans et, indépendamment de son affection médullaire, elle avait eu successivement deux attaques d'hémiplégie. A l'autopsie, les muscles des membres inférieurs quoique profondément diminués de volume, avaient conservé une couleur rouge et un aspect normal ; à l'examen histologique on n'a pu y constater aucune trace de dégénération.

On ne doit donc pas confondre l'amyotrophie tabétique, avec cette sorte de dystrophie musculaire, combinaison de l'amaigrissement et de la diminution de la tonicité des muscles, et qui survient plus particulièrement chez les ataxiques cachectisés soit par la persistance des crises gastriques, soit par l'existence d'altérations vésicales, soit encore par des lésions tuberculeuses des poumons, soit enfin par l'abus de la morphine.

L'amyotrophie tabétique survient, en général, dans

une période avancée de l'affection, nous devons rappeler cependant que M. Charcot a rencontré l'hémiatrophie de la langue, dès le début de la maladie et que M. Fournier cite l'atrophie des muscles, comme pouvant faire partie, dans des cas rares il est vrai, des phénomènes préataxiques du tabes.

Le plus souvent l'atrophie est limitée à un muscle ou à un groupe musculaire, d'autres fois on retrouve plusieurs muscles dégénérés chez le même individu ; mais, de même que les paralysies, les atrophies musculaires des tabétiques se produisent sans ordre déterminé.

Habituellement l'amyotrophie siège dans les membres inférieurs (Duménil, Friedereich, Leyden, Westphal Strümpell) et plus particulièrement dans ceux de la jambe et du pied (Leyden, Joffroy); plus rarement elle occupe la moitié du corps ou seulement les membres supérieurs, se localisant de préférence dans les petits muscles de la main (Charcot et Pierret, Vidal, Ballet, Eulenburg); plus rarement encore elle envahit les muscles du bras (Charcot et Pierret), de l'épaule (Hayem) et ceux de la nuque (Leyden, Eulenburg). L'atrophie musculaire ne se produit pas seulement dans le domaine des nerfs rachidiens, on la retrouve dans celui des nerfs bulbaires; M. Charcot insiste sur la fréquence de l'hémiatrophie de la langue, dont ont trouve cinq observations dans le mémoire de M. Ballet; MM. Pierret, Dejerine et Buzzard l'ont signalée dans les muscles moteurs de l'œil et le releveur de la paupière supérieure.

Le complexus symptomatique de toute atrophie musculaire comporte deux ordres de manifestations, les unes liées à la modification subie par le muscle dégénéré, les autres en rapport avec la fonction et le siège de celui-ci. Or, les nombreuses localisations de l'amyotrophie tabétique entraînent un ensemble symptomatique, dont l'importance varie non seulement avec la fonction du muscle atteint, mais encore avec la période du tabes dans laquelle se produit l'atrophie. Nous n'avons pas à en faire la description ; les caractères cliniques se rapportant exclusivement à la perturbation du tissu musculaire doivent seuls nous occuper, comme pouvant fournir des éléments utiles dans la distinction pathogénique de l'amyotrophie tabétique.

Les contractions fibrillaires, si fréquentes dans les atrophies musculaires d'origine médullaire et névritique n'ont été signalées que rarement ici ; est-ce à dire que ce signe fasse le plus souvent défaut? Noté dans les observations de tabes avec amyotrophie précoce, il n'est nullement mentionné dans les amyotrophies tardives ; il est donc permis de se demander si l'extrême obnubilation de la sensibilité n'avait empêché les malades d'en avoir conscience et si un examen plus attentif n'aurait pas permis de constater des secousses fibrillaires dans les muscles affectés.

L'examen électrique fournit, sans contredit, les renseignements les plus utiles ; mais cet examen est consigné dans un petit nombre d'observations. MM. Charcot et Pierret, Vidal, Leyden ont trouvé une diminution notable de l'excitabilité électrique ; M. Eulenburg donne avec détails l'examen électrique de l'un des deux cas observés par lui ; il note également la diminution de l'excitabilité faradique et galvanique des muscles, la persistance de l'excitabilité du nerf et l'absence de toute modification qualitative, partant l'absence de la réaction de dégénérescence.

Dans l'observation qui fait l'objet de ce travail, les résultats fournis par l'examen électrique sont analogues; chez D... on a noté, en effet, la persistance de l'excitabilité faradique et galvanique des nerfs péroniers, une diminution considérable dans l'excitabilité faradique et galvanique des muscles, sans modification qualitative appréciable; mais à propos de cette dernière, il y a une réserve à faire étant données les mauvaises conditions dans lesquelles l'examen a été pratiqué.

Dans son mémoire sur le pied-bot tabétique, M. Joffroy rapporte un cas, dans lequel la réaction de dégénérescence a été constatée dans les muscles atrophiés. Chez une autre tabétique, du service de M. Joffroy, présentant un pied-bot équin, nous avons rencontré la plus exquise réaction dégénérative partielle dans les péroniers latéraux et les extenseurs des orteils, c'est-à-dire la conservation de l'excitabilité faradique et galvanique du nerf péronier, la diminution de l'excitabilité faradique des muscles, une légère exagération de l'excitabilité galvanique avec contraction plus forte au pôle positif.

Diminution simple de l'excitabilité électrique, réaction de dégénérescence partielle ou complète, telles sont les modifications électriques qui se rapportent à la dégénération du tissu musculaire. Ces variations indiquent-elles un processus différent ou, au contraire, une phase variable de la lésion? Nous sommes tenté de croire plutôt à cette dernière hypothèse, étant données les analogies qui existent entre cette amyotrophie et celle produite dans le cours des poliomyélites antérieures subaiguës et chroniques ; où de telles variabilités ont été rencontrées et rapportées par M. Rumpf à une disposition anatomique, que nous retrouvons également dans l'amyotrophie tabétique.

A l'examen macroscopique le muscle apparait grêle, mince, atrophié, d'une couleur jaunâtre, feuille morte et par place d'un aspect absolument graisseux. L'altération est rarement générale, au milieu de faisceaux musculaires dégénérés on en observe d'autres plus ou moins sains.

Une dissociation faite à l'état frais, montre trois sortes de fibres musculaires : 1° des fibres absolument saines ; 2° des fibres considérablement diminuées de diamètre, tout en conservant intacte leur striation ; 3° des fibres profondement dégénérées ; de plus ces différents éléments sont entourés d'une quantité plus ou moins abondante de tissu conjonctif et adipeux. Indépendamment de l'extrême ténuité de leur diamètre, les fibres dégénérées sont variqueuses, dépourvues de toute striation, renferment un grand nombre de noyaux sarcolemmateux et suivant Westphal des fines granulations d'un brun jaunâtre et fortement réfringentes.

Des coupes tranversales, après durcissement du muscle dans le bichromate de potasse, mettent en évidence mieux encore ces différentes lésions ; elles permettent en outre de relever ce fait intéressant et qui ressort nettement de l'examen histologique que nous consignons dans notre observation, à savoir l'inégale répartition de la dégénération. Le même muscle renferme, non seulement des faisceaux sains à côté d'autres profondément atrophiés; mais dans le même faisceau altéré, on observe des faisceaux primitifs normaux, d'autres en voie d'atrophie, d'autres enfin complètement envahis par la prolifération conjonctive; ce qui semble indiquer une lésion se produisant par étapes successives, envahissant le muscle progressivement, faisceau par faisceau, fibre par fibre.

Cette disposition du processus morbide rappelle celle des affections chroniques des cornes antérieures de la moelle. C'est à elle que nous faisions allusion plus haut et qui serait pour M. Rumpf (1) la cause ordinaire de l'absence de la réaction électrique, dite de dégénérescence. Le fibre atrophiée imprimerait bien à l'excitabilité galvanique la modification qualitative propre à la réaction de dégénérescence; mais la constatation clinique en serait difficile ou impossible, masquée qu'elle est par les propriétés électriques des fibres musculaires conservées.

Par ses modifications anatomiques, par ses caractères électriques l'amyotrophie tabétique se rapproche donc des amyotrophies spinales; ce rapprochement soulève même la question de savoir si ces cas de tabes avec atrophie musculaire ne représenteraient pas la réunion de deux maladies distinctes, l'atrophie musculaire progressive, type Duchenne-Aran et l'ataxie locomotrice; mais l'hypothèse n'est pas admissible étant données l'évolution spéciale et la distribution toute particulière de l'amyotrophie tabétique. On ne voit jamais, en effet,

(1) Zur Function der grauen Vordersäulen des Rückenmarks. Arch. für Psychiatrie und Nervenkrankheiten. Berlin, 1880, p. 115.

l'atrophie musculaire du tabes, se circonscrire tout d'abord à un muscle ou à un groupe musculaire et envahir ultérieurement le reste du membre, le membre opposé et le tronc, comme cela s'observe dans l'atrophie musculaire progressive; le caractère principal de l'amyotrophie tabétique consiste, au contraire, dans la dissémination et l'irrégularité de son apparition, atteignant un ou plusieurs muscles très éloignés les uns des autres, elle s'y confine, sans avoir la tendance fatalement envahissante de l'atrophie musculaire progressive.

Les considérations qui précèdent montrent donc que l'amyotrophie tabétique ne se confond ni avec la flaccidité et la mollesse musculaires propres au tabes, ni avec l'amaigrissement produit par un long séjour au lit; qu'elle se rapproche des amyotrophies spinales tout en ne constituant pas la manifestation clinique d'une lésion systématique concomitante des cornes antérieures de la moelle.

Là s'arrêtent les renseignements que peut fournir, au point de vue pathogénique, l'étude des modifications subies par le système musculaire; avant d'entrer dans l'examen des lésions constatées dans le domaine du système nerveux nous dirons un mot de la fréquence de l'amyotrophie tabétique.

Dans les différents ouvrages de neuro-pathologie, que nous avons consultés, l'atrophie musculaire est mentionnée comme un épiphénomène plus ou moins rare de l'ataxie locomotrice progressive; pour M. Eulenburg elle serait même exceptionnelle puisque sur 500 tabétiques il n'a rencontré que deux fois seulement l'atrophie des muscles. Telle ne semble pas être l'opinion dominante à la Salpêtrière, nous avons toujours vu M. le professeur Charcot rechercher avec soin l'état de la langue et des mains chez les individus, qui se présentaient avec des phénomènes tabétiques, insistant non seulement sur la fréquence de l'atrophie musculaire, mais encore sur son importance, comme signe révélateur du tabes ; voici d'autre part comment notre maître, M. Joffroy, terminait sa communication, à la Société médicale des hôpitaux : « Je ne veux pas rechercher aujourd'hui la pathogénie de ces altérations musculaires. Je me contenterai pour le moment de faire remarquer que si (comme mes recherches semblent le prouver) le pied-bot tabétique est presque la règle à une période avancée de l'ataxie locomotrice, si d'autre part cette déformation se rattache plus ou moins souvent à des altérations musculaires, il en résulte que l'atrophie musculaire dégénérative serait non plus exceptionnelle, mais assez fréquente à une certaine période de l'ataxie locomotrice ».

PATHOGÉNIE

Il est aujourd'hui bien établi, par de nombreuses observations anatomo-cliniques, qu'il existe dans la substance grise des cornes antérieures de la moelle, des éléments cellulaires, dont l'intégrité est indispensable au fonctionnement régulier et à la vie des éléments anatomiques placés dans leur territoire; que les cellules motrices des cornes antérieures président à la nutrition des tissus, auxquels l'influx trophique est transmis par l'intermédiaire des nerfs.

Toute perturbation de l'influx trophique entravant la nutrition des tissus se manifeste par des modifications anatomiques et cliniques variées, dont l'ensemble constitue un groupe pathologique important, désigné sous le nom de troubles trophiques.

Dans le cours des maladies nerveuses, des troubles trophiques peuvent se produire dans tous les tissus et occuper les régions du corps les plus diverses : la peau, le tissu cellulaire, les articulations, les viscères même; mais les modifications nutritives subies par le tissu musculaire, sont, à coup sûr, les plus importantes et les mieux définies.

Les troubles trophiques des muscles se rapportent à une lésion toujours la même, l'amyotrophie. Celle-ci considérée d'abord comme un effet de l'inactivité des membres, de l'inertie fonctionnelle, reconnaîtrait comme origine, d'après les recherches récentes, soit la suppression du pouvoir trophique des cellules multipolaires des cornes antérieures, soit l'interruption de l'influx trophique, par suite d'une lésion des nerfs périphériques; de là deux variétés d'atrophie musculaire symptomatique, amyotrophie spinale et amyotrophie névritique.

Lorsque la découverte de centres trophiques dans la moelle épinière venait d'être faite, on avait tendance à classer dans les amyotrophies spinales, toute atrophie musculaire survenant dans le cours d'une affection générale ou d'une maladie du système nerveux; actuellement la connaissance des névrites périphériques spontanées a contribué à restreindre le cadre de ces atrophies musculaires; on a tendance aujourd'hui à rechercher une origine névritique à des troubles fonctionnels, attribués jusqu'alors à la perturbation des centres trophiques.

Dans l'ataxie locomotrice progressive, où les lésions des nerfs périphériques ont été si bien décrites, dans ces dernières, cette distinction n'a pas tardé à se produire; MM. Pitres et Vaillard, dans leur intéressant travail sur les névrites périphériques du tabes, décrivent deux variétés d'amyotrophie tabétique, l'une produite par une lésion des cornes antérieures de la moelle, l'autre ayant son origine dans la dégénération des nerfs périphériques.

Nous étudierons successivement les faits qui se rapportent à cette double origine de l'amyotrophie tabétique.

La relation de l'amyotrophie tabétique avec une lésion des cornes antérieures de la moelle épinière a été établie pour la première fois par MM. Charcot et Pierret; des faits analogues ont été rapportés ultérieurement par MM. Leyden, Westphal, Raymond et Artaud. Voici, en résumé, l'observation de M. Charcot : Une femme âgée de 70 ans arrivée à la dernière période du tabes, fut prise une année environ avant sa mort d'une atrophie musculaire occupant les membres du côté droit et le tronc. Quelques mois auparavant ce même côté avait été le siège de phénomènes passagers de contracture. L'atrophie n'était point uniforme, plus prononcée dans le membre inférieur, elle occupait dans le membre supérieur principalement les muscles des éminences thénar et hypothénar. Dans les muscles atrophiés, une diminution considérable de l'excitabilité électrique, avait été constatée. Le diagnostic porté par M. Charcot avait été le suivant : sclérose des cordons postérieurs ; extension de la lésion à la corne antérieure du côté droit et atrophie musculaire unilatérale symptomatique. L'examen anatomique a montré une dégénération étendue de différents groupes musculaires tant dans le membre inférieur que dans le membre supérieur et le tronc.

Les nerfs périphériques examinés à l'état frais avaient été trouvés sains et il n'a pas été possible de préciser exactement l'état des racines antérieures. Indépendamment de la dégénération des cordons postérieurs, des racines postérieures et d'une légère sclérose du cordon latéral droit, l'examen histologique a montré l'atrophie de la corne antérieure gauche avec disparition d'un grand nombre de cellules motrices et dégénération pigmentaire de la plupart des cellules existantes ; la lésion paraissait intéresser plus particulièrement le groupe cellulaire postéro-externe de la corne antérieure. La corne antérieure droite était normale quant à son volume et à sa structure. Les lésions de la substance grise de la moelle étaient proportionnelles à l'atrophie des muscles.

Ainsi à l'atrophie, surtout prononcée au membre inférieur, correspondait dans la moelle, à la région lombaire, une altération de la corne antérieure, parvenue à son plus haut degré de développement. La lésion spinale était, au contraire, peu prononcée au renflement cervical et les muscles du membre supérieur étaient les moins atrophiés.

Par l'étude de ce fait MM. Charcot et Pierret établissent, non seulement la connexité entre la dégénération des cellules motrices de la corne antérieure et l'atrophie des muscles; mais encore mettant à profit une disposition anatomique, constatée par eux, ils cherchent à montrer la raison d'être et le mode d'évolution de la lésion. Il ne s'agit point d'une poliomyélite antérieure développée dans le cours du tabes; mais d'une lésion secondaire consécutive à la dégénération des cordons postérieurs. La propagation du processus pathologique se ferait, suivant ces auteurs, par l'intermédiaire des fibres radiculaires internes, dont ils ont pu suivre la dégénération jusqu'à la corne antérieure.

Semblable relation entre l'amyotrophie tabétique et la disparition des cellules multipolaires des cornes antérieures de la moelle, a été rencontrée par M. Leyden, dans un cas de tabes avec atrophie musculaire et avec phénomènes bulbaires, observé par lui en 1877. Dans la substance grise des cornes antérieures M. Leydén a constaté la disparition d'un grand nombre de cellules motrices et un état vésiculeux avec pigmentation abondante des cellules persistantes. Les racines antérieures, les tronc nerveux et les nerfs intra-musculaires participaient à la dégénération.

La dégénération des fibres radiculaires internes n'a pu être suivie jusqu'à la substance grise des cornes antérieures, et M. Leyden se demande s'il faut considérer la lésion de ces dernières et l'amyotrophie symptomatique comme consécutives à la modification pathologique des racines postérieures ou au contraire primitives, fortuites et sans relation avec le tabes.

Dans son mémoire sur les scléroses combinées de la moelle, M. Westphal (1) rapporte un cas, dans lequel une atrophie musculaire étendue avait été constatée dans les membres inférieurs.

L'auteur donne avec détails les modifications histologiques des muscles; dans la moelle M. Westphal a relevé indépendamment de la dégénération des cordons postérieurs et latéraux, les lésions suivantes : « Depuis la région lombaire jusqu'à la région cervicale, la substance grise des cornes antérieures nous offre des modifications importantes; la lésion plus prononcée dans la région lombaire diminue notablement à mesure que l'on remonte vers le renflement cervical. Dans la région lombaire le nombre des cellules ganglionnaires est tellement

(1) Ueber combinirte (primäre Erkrankung der Rückenmarksstränge, Archiv für Psychiatrie und Nervenkrankheiten, 1878, p. n° 9.

réduit, qu'on ne saurait plus y reconnaître leur disposition en trois groupes; les cellules sont disséminées et dépourvues pour la plupart de prolongements; le noyau appréciable dans quelques-unes est absolument caché dans le plus grand nombre par l'accumulation dans le corps cellulaire d'une grande quantité de pigment. L'examen à l'état frais d'un certain nombre de *racines antérieures*, prises dans les différents ségments de la moelle n'a permis de reconnaître aucune modification appréciable de leur structure. »

Dans ce travail, M. Westphal donne l'histoire clinique et anatomo-pathologique de six cas de sclérose combinée de la moelle; or, il est intéressant de noter que dans un seul cas, une atrophie aussi étendue des muscles a été observée et précisément dans ce cas l'examen histologique de la moelle a montré, en dehors de la dégénération des cordons postérieurs et des faisceaux pyramidaux une lésion incontestable des cellules motrices.

Dans le fait rapporté par MM. Raymond et Artaud, la relation entre la lésion du centre trophique et le développement de l'amyotrophie tabétique est encore plus nettement établie; il s'agit là d'un trouble trophique se produisant dans le domaine d'un nerf bulbaire, dont l'origine nucléaire bien circonscrite offre à l'étude les plus grands avantages de la précision.

Le tabétique, qui fait l'objet du mémoire de MM. Raymond et Artaud, avait été obssrvé, six ans auparavant, par MM. Millard et Cuffer; déjà à cette époque le patient présentait une atrophie très nette de la moitié droite de la langue, en même temps qu'une atrophie des muscles de la main du même côté. L'apparition de l'amyotrophie tabétique semble avoir précédé celle de l'incoordination motrice. Le côté atrophié de la langue était animé de contractions fibrillaires. A l'examen histologique, indépendamment des lésions habituelles du tabes et de l'atrophie d'un certain nombre de cellules motrices dans les cornes antérieures de la moelle, en rapport avec l'amyotrophie des membres, MM. Raymond et Artaud ont constaté, des lésions analogues dans quelques noyaux moteurs du bulbe et en particulier l'atrophie du noyau principal du nerf grand hypoglosse. « Sur nos coupes du bulbe, disent ces auteurs, le noyau accessoire des deux côtés possédait de belles cellules avec prolongements, noyau clair et amas pigmentaire circonscrit ; il nous a paru normal. Quand au noyau principal, tandis que le noyau gauche se présente avec une trentaine de cellules multipolaires bien colorées et bien conservées, le noyau droit n'offre plus que trois ou quatre corps cellulaires, très petits, ratatinés, remplis de pigment, sans prolongement ni noyau apparent. Il y avait donc atrophie complète du noyau bulbaire de l'hypoglosse droit et intégrité relative, sinon absolue, du noyau de l'hypoglosse gauche. »

Les quatre observations anatomo-cliniques, qui précèdent montrent avec la plus grande netteté l'existence de lésions médullaires étrangères à l'évolution normale du tabes et en rapport avec l'apparition de l'atrophie musculaire. Il ressort donc de ces faits bien établis que l'amyotrophie tabétique se rapproche des amyotrophies spinales non seulement par ses caractères cliniques et anatomiques, mais encore, et surtout par son origine, l'atrophie des cellules motrices de la moelle ; aussi M. le professeur Charcot a classé cette variété d'atrophie musculaire dans le groupe des amyotrophies centrales deutéropathiques.

Mais la perturbation du centre trophique est-elle indispensable au développement de l'amyotrophie tabétique? Celle-ci ne reconnaîtrait-elle pas parfois comme origine une névrite périphérique, au même titre que d'autres troubles trophiques du tabes?. Telle est la question, qui se pose, par la publication d'une intéressante observation de M. Dejerine et des recherches de MM. Pitres et Vaillard. C'est là une question, qui n'aurait pu être soulevée, il y a quelques années encore ; mais l'existence de névrites périphériques dans l'ataxie locomotrice progressive semble aujourd'hui un fait acquis, après les nombreuses recherches de MM. Westphal, Pierret, Dejerine, Pitres et Vaillard, Oppenheim. Il est vrai que toutes les observations de tabes avec névrite périphérique ne sont pas absolument probantes ; la lésion des nerfs périphériques pouvant être mise autant sur le compte de l'affection intercurrente, qui a déterminé la mort, que sur le tabes ataxique ; la tuberculose par exemple, la cachexie simple, l'artério-sclérose signalées dans quelques observations pouvant à elles seules produire des lésions semblables du côté des nerfs (1).

Quoi qu'il en soit, pour qu'une névrite détermine de l'atrophie musculaire, il faut qu'elle intéresse des nerfs

(1) Oppenheim, Neurol. Centralblatt, 1886, p. 425.

moteurs ou des nerfs musculaires; or la névrite dégénérative a été surtout rencontrée dans le domaine des nerfs sensitifs et des nerfs mixtes, les nerfs musculaires n'ont été trouvés que très rarement lésés. M. Westphal, dans une discussion à la Société de psychiatrie de Berlin (1884), dit avoir examiné plusieurs fois des nerfs intramusculaires des tabétiques et n'y avoir jamais constaté aucune lésion; nous-même, dans deux cas de tabes sans amyotrophie nous avons recherché avec soin l'état des nerfs musculaires des péroniers latéraux et nous avons pu nous assurer de leur intégrité. Cependant une telle lésion a été constatée par MM. Pitres et Vaillard (1) dans deux cas, dans lesquels l'atrophie du muscle correspondant n'est point signalée. Mais, si une constatation directe de la dégénération des nerfs moteurs n'a pu être faite plus fréquemment, l'existence de troubles trophiques dans le domaine des nerfs mixtes et indépendante de toute altération des cellules motrices de la moelle, a permis d'établir leur participation à la dégénération. MM. Pitres et Vaillard dans un travail récent, réunissant les faits par eux étudiés et les observations publiées jusqu'à ce jour, arrivent à conclure qu'un certain nombre de troubles trophiques du tabes, en particulier ceux de la peau, les arthropathies et les fractures sont produites par une névrite périphérique. L'amyotrophie constituant le trouble trophique du

(1) Contribution à l'étude des névrites périphériques, obs. VI, in Archives de neurologie, 1883. Des névrites périphériques chez les tabétiques, obs. VIII, in Revue de médecine, 1886.

muscle, il est légitime de supposer que l'amyotrophie tabétique puisse reconnaître une telle origine, d'autant plus que le fait suivant publié par M. Dejerine en 1884, semble réaliser l'hypothèse.

Il s'agit d'une femme âgée de trente-huit ans, tabétique depuis dix ans et ataxique depuis deux ans seulement et qui est morte subitement pendant la convalescence d'une fièvre typhoïde. La malade présentait depuis trois ans une paralysie des releveurs des paupières; la chute des deux paupières supérieures était tellement marquée que les pupilles restaient toujours couvertes; lorsque la malade voulait lire, elle était obligée de tenir ses paupières élevées à l'aide de ses mains. Intégrité des autres muscles innervés par la troisième paire. Les pupilles un peu dilatées, égales, réagissant lentement sous l'influence de la lumière. A l'autopsie lésions classiques du tabes. Rien de particulier à l'œil nu, du côté du bulbe rachidien; les nerfs crâniens qui en émergent, la troisième paire en particulier, ont leur volume et leur coloration nacrée habituels. Les deux globes oculaires ayant été enlevés avec les muscles de la cavité orbitaire, les nerfs intra-musculaires de chaque releveur des paupières présentaient après leur dissection un aspect grisâtre caractéristique, tandis que les rameaux allant aux muscles droits paraissaient sains. Après action de l'acide osmique et du picro-carmin, on constate au microscope des altérations très étendues dans les rameaux nerveux des releveurs. Il n'existe pas un seul tube nerveux sain par préparation, ils sont réduits pour la plupart à l'état de gaines vides, quelques-uns seulement sont encore en voie d'altération et présentent les lésions bien connues de la névrite parenchymateuse à différents degrés de son évolution. Le tronc nerveux et les autres filets de la troisième paire sont normaux. Les fibres musculaires de chaque releveur sont très atrophiées ; elles sont réduites des trois quarts de leur volume, leurs noyaux sont multipliés et quelques-unes contiennent des granulations se colorant en noir par l'acide osmique et de nature vraisemblablement graisseuse. L'examen histologique du noyau bulbaire du moteur oculaire commun n'a pas été pratiqué.

M. Dejerine, MM. Pitres et Vaillard pensent qu'il s'agit là d'un exemple de paralysie et d'amyotrophie d'origine périphérique. Evidemment les raisons qu'ils en donnent sont excellentes et vraisemblablement l'expression de la réalité ; mais il est incontestable qu'à défaut d'examen histologique du noyau bulbaire une hypothèse contraire est permise. La lésion, il est vrai, est limitée à un seul des filets extrinsèques de la troisième paire, ce qui est favorable à l'idée d'une lésion périphérique ; mais cela n'exclut point la dégénération nucléaire ; l'hypothèse tout au moins ne serait pas contraire aux recherches de MM. Hansen et Voelkers (1) et à l'enseignement de notre maître M. le professeur Panas (2). Un second argument favorable à l'origine périphérique de la lésion est l'absence de toute dégénération dans le tronc du moteur oculaire commun ; mais ce fait encore ne permet point d'éliminer

(1) Graefes Arch. für ophth. vol. XXIV et E. Blanc, th. de doctorat, 1886.

(2) Nouvelles leçons sur les paralysies des muscles de l'œil, 1886.

absolument l'hypothèse d'une lésion centrale, c'est ce qui semble ressortir, tout au moins, de l'examen histologique de notre cas et de quelques faits s'y rapprochant que nous consignons plus loin.

Nous n'avons pas trouvé dans la littérature médicale d'autres faits favorables à l'origine périphérique de l'amyotrophie tabétique. Nous avions pensé à un moment que notre observation rentrerait dans cette variété d'atrophie musculaire, étant donné que les premiers résultats de nos recherches histologiques rappelaient la disposition anatomique considérée comme propre aux névrites spontanées ; avec une atrophie profonde des muscles péroniers, une dégénération des nerfs intra-musculaires, moins accusée dans le nerf péronier et le sciatique poplité externe, nous n'avons pas trouvé de *lésion apparente* dans le grand nerf sciatique. Mais l'examen ultérieur de la moelle nous montra l'existence de lésions indiscutables dans les cellules motrices des cornes antérieures ; c'est précisément cette disposition du processus dégénératif qui donne un certain intérêt à cette observation.

Dans l'état actuel de nos connaissances, l'amyotrophie tabétique reconnaît donc pour origine une lésion des cellules motrices des cornes antérieures de la moelle ; comme MM. Charcot et Pierret l'ont établi, il est vraisemblable, mais point démontré, qu'elle puisse être la conséquence d'une névrite périphérique.

OBSERVATION

D..., âgée de 61 ans, couchée au lit n° 11 de la salle Rostan, service de M. Joffroy, est entrée à la Salpêtrière en septembre 1869.

Antécédents héréditaires.—Son père est mort accidentellement à l'âge de 47 ans. Sa mère est morte de péritonite à la suite d'un accouchement laborieux. Quinze enfants dans la famille, dont 12 morts en bas âge; son frère aîné a succombé à l'âge de 61 ans de fluxion de poitrine; un autre frère est bien portant. Aucun antécédent nerveux héréditaire à noter.

Antécédents personnels.— Pas de maladie dans l'enfance. Réglée à 11 ans. Ménopause à 52 ans. Pas de fausses couches. Elle eut deux enfants, l'un à 22 ans, l'autre à 37 ans, tous deux sont morts en bas âge. Vers l'âge de 24 ans, elle eut une éruption sur le front et des croûtes dans le cuir chevelu. Un médecin consulté avait ordonné une pommade au calomel; l'éruption aurait disparu au bout d'une dizaine de jours, sans laisser aucune trace. Elle ne se rappelle pas avoir perdu les cheveux à cette époque; elle n'a pas eu de taches ou de boutons sur le corps ou les organes génitaux, ni d'angine à répétitions; il n'existe actuellement ni adénopathie ni cicatrices, et on ne trouve chez elle aucun signe pouvant indiquer l'existence d'une syphilis antérieure.

Début de la maladie.— Elle fait remonter le début de son affection à l'année 1867; cependant, quelques années auparavant et sans que sa santé fût autrement altérée, la malade présenta certains troubles moteurs mal caractérisés, qui paraissent devoir être rapportés à sa maladie actuelle. De temps en temps, elle était prise d'une fatigue insolite dans les jambes et les cuisses, elle était

« comme épuisée » et ne pouvait se livrer à aucune occupation. Ses jambes n'étaient point paralysées, elle pouvait les mouvoir dans tous les sens, elle pouvait marcher ; mais très rapidement elle était prise de fatigue, de lassitude et se voyait forcée de s'asseoir ou de se coucher.

Pendant deux années consécutives ces crises revenaient avec une certaine régularité tous les deux ou trois mois ; elles ne duraient guère plus de 48 heures. A cette époque, avec ces accès de courbature la malade ne présenta aucun autre symptôme tabétique. Trois ans plus tard (1867) elle fut prise de douleurs fulgurantes dans les jambes, bientôt suivies d'incoordination motrice. Les phénomènes moteurs se sont développés chez elle avec une telle rapidité, que quelques mois après l'apparition des douleurs fulgurantes la malade était devenue incapable de tout travail et absolument infirme.

Elle est entrée à la Salpêtrière deux ans plus tard et depuis cette époque elle garde constamment le lit. Il est à noter que dans ces deux premières années les douleurs fulgurantes et les troubles du mouvement avaient constitué les seuls troubles fonctionnels et ce n'est qu'ultérieurement et après son entrée à la Salpêtrière que se développa le reste de la série tabétique : troubles oculaires, troubles vésicaux, arthropathies, atrophie musculaire, etc.

Etat actuel (mars 1885). — On est frappé à l'examen de cette malade du bon état de sa santé générale, malgré un aussi long séjour au lit. L'appétit est bon, les digestions régulières, le sommeil calme. Elle n'a jamais fait usage de morphine quoiqu'elle éprouve encore de violentes crises de douleurs fulgurantes.

Trois sortes de phénomènes dominent actuellement :

a. Des crises de douleurs fulgurantes ;

b. De l'incoordination motrice étendue dans les quatre membres ;

c. Des phénomènes trophiques, arthropathies et atrophies musculaires ayant amené une déformation des deux pieds et de la main gauche.

Douleurs. — Ses crises douloureuses reviennent encore, avec la même intensité; leur retour est souvent influencé par les changements atmosphériques, aussi leur apparition est assez irrégulière; cependant la malade passe rarement trois mois, sans éprouver une crise douloureuse.

Les douleurs occupent de préférence les membres inférieurs; elles consistent en des élancements douloureux, parcourant les membres avec la rapidité de l'éclair; souvent elles sont accompagnées de secousses musculaires, avec prédominance des secousses dans les muscles postérieurs de la cuisse. Quelquefois la douleur est très limitée, elle est alors constrictive et la peau à son niveau est hyperesthésiée. Nous avons eu l'occasion d'observer une crise de ce genre, la malade se plaignait d'une douleur extrêmement violente au niveau de la région prérotulienne droite, la peau était d'une sensibilité extrême, on ne pouvait pas la toucher sans provoquer une vive douleur, tandis que la piqûre la plus profonde, autour de cette zone d'hyperesthésie, ne produisait aucune sensation douloureuse.

Les membres supérieurs ne sont pas épargnés, mais les douleurs sont moins violentes et plus rares. La durée des crises est variable de quelques heures à deux ou trois jours.

Membres inférieurs. — Les membres inférieurs sont amaigris, les pieds sont déformés en varus équin.

La force musculaire paraît conservée en grande partie dans les muscles de la cuisse; la malade peut fléchir et étendre la jambe sur la cuisse, et celle-ci sur le bassin; on éprouve une sérieuse résistance lorsqu'on essaie de fléchir la jambe préalablement étendue ou de l'étendre lorsqu'elle a été fléchie. La déformation des pieds rend difficile la recherche de la force musculaire des jambes.

L'incoordination motrice est très prononcée; au moindre mouvement la malade lance les jambes à droite et à gauche, et elle n'arrive pas à toucher la main, placée à une certaine hauteur, même ayant les yeux ouverts.

Le sens musculaire est profondément atteint, la malade ayant les yeux fermés ne sent pas les mouvements qu'on imprime aux orteils, aux pieds et aux genoux, elle a conscience des mouvements imprimés à la hanche. La notion de position est complètement perdue et il est absolument impossible à la malade de prendre son talon, quoiqu'on l'ait mis à portée de sa main ; d'ailleurs, la malade perd les jambes dans son lit, elle ne peut indiquer nettement la position qu'elles occupent sous la couverture.

Pieds-bots tabétiques. — Les deux pieds présentent la même déformation et à peu près au même degré ; il existe un varus équin très prononcé. La plante du pied est tourné en dedans, le bord interne est relevé, la pointe du pied est abaissée et tournée en dedans, et le talon relevé par suite de la rétraction du tendon d'Achille. Les orteils sont fléchis sous forme de griffe et la tête de l'astragale fait une légère saillie. La déformation est telle que si l'on mettait la malade debout, non seulement elle marcherait sur la pointe du pied et les orteils, mais sur la face dorsale des deux premières phalanges des orteils. On peut corriger dans une certaine mesure cette déformation ; c'est ainsi que l'on peut tourner la plante du pied en bas et abaisser son bord interne, mais on ne peut corriger l'équinisme. On ne peut non plus que redresser partiellement les orteils. Les mouvements de l'articulation astragalo-scaphoïdienne sont libres, ils sont même exagérés, surtout dans le sens de l'abduction.

L'atrophie des muscles paraît uniforme, le maximum de la circonférence de la jambe est de 20 1/2 centimètres à gauche et de 20 à droite.

La saillie des mollets est affaissée, le tendon du jambier antérieur se dessine nettement sous la peau et semble tendu. A la palpation on constate que les muscles ne sont pas contracturés, au contraire, ils offrent à un haut degré cet état de mollesse et de flaccidité propre à l'affection tabétique.

Examen faradique des muscles. Jambe gauche. — Avec un écartement d'un degré de l'appareil Chardin (bobine n° 2), on obtient une contraction très appréciable du jambier antérieur, les péroniers latéraux et les extenseurs ne se contractent pas, avec cet enfoncement de la bobine. Leur contraction ne devient apparente qu'avec un écartement de 20 1/2. L'examen du soléaire est incertain, par suite de la rétraction considérable du tendon d'Achille, sa contractilité est conservée.

La faradisation du sciatique poplité externe (point péronier d'Erb), avec un écartement de 1° détermine des contractions dans tous les muscles antéro-latéraux de la jambe. L'intensité de la contraction décroît du jambier antérieur aux péroniers latéraux; la contraction des muscles étant appréciable à la vue et au palper on peut affirmer que la contraction des péroniers est inférieure à celle des extenseurs.

Jambe droite.— Avec 1° d'écartement on a une contraction très appréciable du jambier antérieur, moins accusée dans l'extenseur commun des orteils et aucune apparence de contraction dans les péroniers. La contraction de ces derniers devient à peine apparente avec un enfoncement de 2°. Par la faradisation du nerf sciatique poplité externe, avec un écartement de 1°, on obtient des contractions de tous les muscles antéro-latéraux, celle du long péronier latéral est à peine sensible. Dans la contraction totale des muscles antéro-latéraux, il y a prédominance du jambier antérieur et augmentation de la déviation du pied en dedans.

La galvanisation des nerfs et des muscles donne les résultats analogues. L'excitabilité galvanique des nerfs et des muscles est conservée ; l'excitabilité de ces derniers est considérablement diminuée et pour faire contracter les péroniers il est nécessaire de se servir de 30 éléments Gaiffe. Il n'existe pas de modification qualitative bien appréciable.

Sensibilité. — La sensibilité au contact est très émoussée. La sensibilité à la douleur persiste ; mais il y a un retard considérable dans la perception. Celle-ci est d'autant plus retardée que la piqûre est plus superficielle ; ainsi on observe un retard de neuf secondes en piquant superficiellement la peau et de deux secondes seulement si on enfonce profondément l'aiguille. La sensibilité à la température persiste.

Réflexes. — Les réflexes rotuliens sont absolument abolis ; il en est de même des réflexes cutanés, ainsi le chatouillement de la plante du pied, l'excitation de la peau de l'abdomen ne donnent lieu ni à la sensation spéciale du chatouillement ni à des contractions musculaires réflexes.

Membres supérieurs. — La malade ne peut lever les bras au-dessus des épaules ; il existe une double arthropathie des articulations scapulo-humérales qui limite et empêche ces mouvements. Ces arthropathies se sont développées il y a dix ans environ et à six mois d'intervalle. Pendant les premières années les épaules étaient volumineuses, mais depuis longtemps déjà, la malade ne peut pas préciser davantage, les épaules présentent l'aspect que nous constatons aujourd'hui, c'est-à-dire celui de luxations anciennes non réduites. La tête de l'humérus est luxée des deux côtés en sous-coracoïdienne à droite et en intra-coracoïdienne à gauche.

Le moignon de l'épaule présente de chaque côté, un aplatissement considérable et l'acromion fait une notable saillie. La cavité glénoïde de l'omoplate est vide et recouverte par le deltoïde qui n'est pas très atrophié. Le deltoïde gauche paraît plus aminci.

Des deux côtés, il s'est formé une espèce de pseudarthrose dans laquelle la tête humérale se meut avec une grande facilité en produisant des craquements. Ceux-ci sont constitués par une grosse crépitation et semblent se produire par le frottement de la tête sur les côtes ; ils ne donnent pas l'impression de l'existence de corps étrangers ou d'une dénudation étendue de la tête humérale.

Par la palpation on ne trouve ni épanchement liquide ni de corps étrangers ; la tête humérale ne paraît pas atrophiée. La malade n'a jamais éprouvé de douleurs ni d'élancements dans la région de l'épaule.

Les muscles du bras et de l'avant-bras ne sont pas atrophiés, la force musculaire paraît conservée en grande partie, la malade résiste suffisamment à l'extension passive de l'avant-bras et de la main préalablement fléchis.

La forme et l'état des muscles de la main droite ne présentent aucune modification ; la saillie des éminences thénar et hypothénar est bien développée ; il n'existe ni déformation des doigts ni dépression exagérée des espaces interosseux. Les mouvements d'extension et d'opposition du pouce sont faciles et énergiques, il en est de même des autres doigts.

La main gauche est déformée et atrophiée ; l'atrophie est beaucoup plus prononcée dans les muscles de l'éminence thénar et le premier interosseux dorsal moins accusée dans ceux de l'éminence hypothénar et les trois derniers interosseux dorsaux. L'éminence thénar est aplatie, le premier espace interosseux est profondément exavé et le pouce se trouve habituellement rapproché de l'index, le premier métacarpien étant sur le même plan que le second, comme dans la main dite de singe. Les deux derniers doigts sont en demi-flexion, les troisièmes phalanges étant étendues sur les secondes et celles-ci fléchies sur les premières. Cette demi-flexion est permanente, on ne peut pas redresser les deuxièmes phalanges.

Si l'on engage la malade à rapprocher le pouce de l'annulaire ou du petit doigt, on constate que ce mouvement est possible, à la condition que ces doigts soient fléchis ; mais, il suffit du moindre effort pour écarter le pouce. De même les mouvements produits par les interosseux sont possibles, ainsi la malade peut écarter ou rapprocher les doigts, mais elle n'offre aucune résistance lorsqu'on veut empêcher ces mouvements.

La malade ne saurait indiquer l'époque à laquelle est survenue la faiblesse et la déformation de la main, elle croit que c'est quelques années après l'affection des épaules, c'est-à-dire depuis six ou sept ans.

Il n'existe pas de contractions fibrillaires. Les douleurs sont rares dans les membres supérieurs et la malade n'a pas remarqué avoir éprouvé plus d'élancements douloureux dans le membre supérieur gauche.

La contractilité faradique persiste dans les muscles de la main droite ; elle est très affaiblie dans la main gauche. Pour faire contracter le premier interosseux droit, il faut un écartement de 1/2 degré de l'échelle Chardin (bobine n° 2) un écartement de 3/4 est nécessaire pour obtenir la contraction des muscles de l'éminence thénar. Il faut un courant double pour faire contracter les mêmes muscles de la main gauche. Ainsi il faut un enfoncement de la bobine de 1° 1/4 pour le premier interosseux et 1° 1/2 pour les muscles de l'éminence thénar. La contractilité faradique persiste dans les deltoïdes et les autres muscles des membres supérieurs ; la contraction se produit avec un écartement variant suivant les muscles entre 1° et 1° 1/2, elle est égale des deux côtés.

La malade se sert fort peu de la main gauche, il n'en est pas de même de la main droite ; malgré l'existence d'une incoordination incontestable et de l'abolition du sens musculaire, elle peut se peigner, manger seule et même tricoter.

Les yeux fermés, la malade ne peut porter directement la main sur un objet désigné, et cela des deux côtés ; lorsqu'on lui demande de porter l'index au bout du nez elle se trompe constamment et n'y arrive qu'après de nombreux tâtonnements.

Le sens musculaire est profondément affecté, les yeux fermés elle ne sent pas les mouvements imprimés aux doigts, à la main, au poignet et au coude ; elle ne perçoit même pas parfaitement les mouvements imprimés à l'épaule. La notion de position est également abolie ; lorsqu'on l'engage à prendre le pouce gauche avec la main droite, elle cherche en vain dans le vide et n'y arrive qu'en suivant l'épaule et le bras. Il lui arrive parfois, dans la nuit, de croire qu'elle a une main sur la poitrine, tandis qu'elle est derrière le dos.

Sensibilité. — La sensibilité au contact est émoussée ; lorsqu'on promène légèrement la pulpe du doigt sur le bras et l'avant-bras, la malade ne sent pas tout d'abord, mais si on y revient à plusieurs reprises, elle finit par en avoir conscience. Il y a un retard constant dans la perception des sensations douloureuses ; la piqûre est perçue avec un retard de 4 à 5 secondes, mais on trouve des différences en rapport avec l'intensité de la piqûre et la répétition de l'exploration. Ainsi au commencement de l'examen, une piqûre faite sur la partie moyenne de la face antérieure de l'avant-bras ne devint sensible qu'au bout de 5, 6 et 7 secondes ; à mesure qu'on répète l'excitation le temps perdu diminue et enfin la malade finit par percevoir la piqûre sans retard appréciable. Nulle part on ne trouve de plaque d'anesthésie absolue.

La sensibilité de la face est conservée.

La vue est conservée. A droite, il existe un strabisme externe très prononcé. Les pupilles sont punctiformes, et ne se contractent pas sous l'influence de la lumière.

L'odorat est conservé, il en est de même du goût et de l'ouïe Il n'existe pas d'atrophie de la langue. La voix n'est pas nasonnée, la déglutition se fait bien ; le voile du palais est mobile.

La malade n'a pas eu de crises gastriques.

A plusieurs reprises elle eut de la rétention d'urine.

Actuellement elle aurait plutôt tendance à l'incontinence.

L'urine est claire, ne contient ni sucre ni albumine.

Depuis quelques années la malade est sujette aux bronchites ; l'examen de la poitrine est négatif.

Les bruits du cœur sont normaux.

10 novembre 1885. Depuis plusieurs jours la malade se plaignait de douleur dans la région fessière et avait perdu l'appétit. Hier, dans la journée, elle eut de la fièvre et de petits frissons. Ce matin, nous constatons l'existence d'un abcès volumineux dans la région fessière droite. Il existe de la fluctuation et du tympanisme dans toute la région fessière correspondante ainsi que dans le tiers supérieur de la face postérieure de la cuisse. On pratique une grande incision évacuatrice et de petites incisions sur la limite de la portion sphacélée. Ces incisions donnent issue à du pus fétide contenant des débris celluleux. Lavage; drains; pansement à l'iodoforme; l'état général est mauvais, langue sèche, temp. v. 40°. Potion de Todd., sulf. de quinine.

Le point de départ de cet abcès a été, suivant toute probabilité, un furoncle de la fesse, auquel la malade est sujette depuis quelque temps.

Le 20. L'aspect de la plaie est bon et la cicatrisation en bonne voie ; mais l'état général laisse toujours à désirer ; la température oscille entre 38°,5 et 40° ; la malade se nourrit à peine et perd progressivement ses forces.

Depuis hier, il s'est développé une exulcération dans la région fessière du côté opposé, ayant tendance à devenir une véritable eschare. La malade gâte.

Le 27. Mauvais état général ; température 39°. Eschare de la largeur de la main sur la fesse gauche, d'odeur et d'aspect gangréneux.

1er décembre. Petite eschare au niveau du grand trochanter gauche. Etat demi-comateux, langue sèche, noire ; lèvres fuligineuses. Les globes oculaires sont déviés en haut et à droite.

Autopsie faite 24 heures après la mort. La rigidité cadavérique persiste. Cadavre considérablement amaigri.

Il existe une eschare noire et profonde dans la région sacrée ; des eschares plus petites et entourées d'une zone d'exulcération occupent les régions trochantériennes et ischiatiques.

Examen des viscères. — Adhérences pleurales étendues des deux côtés. Au sommet du poumon gauche petits noyaux de broncho-pneumonie tuberculeuse entourant une caverne du volume d'une noisette. Le cœur est petit ; il n'existe pas de lésions valvulaires ; léger athérôme au niveau de la crosse aortique. Les reins sont petits mais sains. Le foie et la rate ne présentent aucune altération. La vessie renferme de l'urine transparente ; la muqueuse vésicale est rosée et d'apparence normale.

Hémisphères cérébraux. — Les artères de la base ne sont pas athéromateuses. La pie-mère s'enlève facilement. La substance cérébrale est œdémateuse, on trouve une notable quantité de liquide dans les ventricules latéraux. Pas de lésion en foyer. Les nerfs crâniens ne présentent pas d'altération appréciable à l'œil nu. Aucune lésion macroscopique dans le cervelet, la protubérance et le bulbe rachidien.

Moelle épinière. — La dure-mère s'enlève facilement ; sa face interne est lisse dans la région antérieure de la moelle, opaline et légèrement épaissie dans la région postérieure. Dans cette région, l'arachnoïde pie-mérienne est manifestement épaissie, on y observe un exsudat laiteux depuis la région cervicale inférieure jusqu'au renflement lombaire. L'exsudat est plus accusé au niveau des vaisseaux de la pie-mère et englobe par places les racines postérieures. Cette lepto-méningite est bien limitée dans la région postérieure de la moelle; l'arachnoïde et la pie-mère qui recouvrent les segments antéro-latéraux sont absolument saines.

Racines des nerfs rachidiens. Dans toute l'étendue de la moelle, les racines postérieures paraissent très atrophiées; elles sont grises et opaques. Les racines antérieures ont été examinées avec soin, il est difficile de se prononcer sur leur volume, la comparaison avec les racines postérieures ne pouvant être faite ici, ces dernières étant absolument atrophiées. M. Joffroy nous fait voir qu'il existe des racines antérieures manifestement amaigries, sans présenter, toutefois, la teinte grise et la demi-transparence caractéristiques de la dégénération. Dans la région lombaire, la teinte même des racines antérieures droites semble plus foncée que celle des racines gauches. Les cordons antéro-latéraux offrent leur coloration normale. Les cordons postérieurs sont représentés par deux bandelettes grises, étendues depuis la région lombaire inférieure jusqu'au plancher du quatrième ventricule. Sur des coupes transversales de la moelle on constate que cette dégénération grise est limitée par les racines postérieures et qu'elle occupe exactement les faisceaux de Goll et de Burdach, dans toute leur étendue.

Dans toute la région dorsale, la teinte grise des cordons postérieurs, se retrouve dans la corne antérieure gauche; on n'observe rien de semblable dans la corne droite.

Nerfs périphériques.— Les trous nerveux ne présentent aucune lésion appréciable à l'œil nu.

Etat des muscles. — Les muscles dorsaux, les muscles de la nuque, ceux de l'abdomen, les dentelés et le diaphragme, paraissent sains, leur volume ainsi que leur coloration ne semblent pas modifiés.

Muscles des membres inférieurs.— Les muscles des cuisses sont grêles, mais ils ont conservé leur coloration rouge. Après dissection de la jambe gauche, on est frappé de la différence de coloration, qui existe entre les péroniers latéraux et le soléaire d'une part, et les autres groupes musculaires de l'autre. Le long péronier latéral considérablement atrophié présente une coloration jaunâtre se rapprochant de la teinte feuille morte. Il est facile de constater que cette décoloration n'est pas uniforme et que certains faisceaux du muscle sans être rouge tranchent par leur aspect et leur coloration.

Incontestablement, il y a des faisceaux plus atteints, la teinte feuille morte paraît plus prononcée le long du bord antérieur du muscle et vers la face profonde de son 1/3 supérieur. Le court péronier latéral est pâle et atrophié. Le soléaire est tout à fait graisseux, et nulle part dans son épaisseur on ne trouve l'apparence d'un muscle sain.

Les caractères dégénératifs des trois muscles dont nous venons de parler sont tellement prononcés qu'ils masquent, en quelque sorte l'état des autres muscles de la jambe et font croire à un premier examen à leur intégrité parfaite. Il n'en est rien cependant, et un examen plus attentif permet de constater que ces muscles sont plus grêles, et plus pâles qu'à l'état normal; la différence de coloration devient plus sensible lorsqu'on compare ces muscles à ceux du membre supérieur droit ou encore à ceux de la cuisse qui ont conservé un aspect normal. Il est à remarquer que parmi les muscles de la jambe gauche, le jambier antérieur seul a conservé son volume et sa coloration rouge.

Dans la jambe droite on trouve des lésions analogues mais plus prononcées. Le jambier antérieur paraît absolument sain; par son volume et surtout par sa coloration il tranche sur les autres muscles de la région. Le volume de ces muscles ne semble pas très modifié, il n'en est pas de même de leur coloration. En allant de dedans en dehors de l'extenseur propre du gros orteil vers le long péronier latéral, on trouve que la teinte des muscles devient de plus en plus pâle et atteint son maximum dans ce dernier. A l'exception du long péronier latéral et du soléaire les muscles paraissent altérés dans une partie seulement de leur étendue. Ainsi l'extenseur propre du gros orteil, vers son extrémité inférieure et son bord antérieur ; l'extenseur commun dans le voisinage de son insertion supérieure; le court péronier latéral dans sa face profonde et surtout au niveau de ses insertions supérieures.

Le muscle long péronier latéral est jaunâtre et graisseux et beaucoup plus atrophié que celui du côté opposé.

Dans la région postérieure de la jambe, l'atrophie des muscles se rapproche sensiblement de celle observée dans les muscles correspondants de la jambe gauche. Le soléaire est dégénéré dans toute son étendue; l'atrophie, la teinte feuille morte sont disséminées et inégalement réparties dans les autres muscles de la région. L'examen macroscopique des muscles du pied ne fournit aucune indication, étant donnée la pâleur habituelle de ces muscles.

En résumé, dans les membres inférieurs nous avons constaté l'intégrité des muscles de la cuisse, une atrophie dégénérative très prononcée dans les péroniers latéraux et les soléaires, une atrophie partielle dans les autres muscles des jambes, enfin une prédominance très marquée de l'altération dans le ctôé droit.

Membres supérieurs. — Les muscles des épaules, des bras et des avant-bras sont amaigris, et cela d'une façon égale des deux côtés; mais leur coloration est rouge et leur aspect normal. L'atrophie dégénérative porte exclusivement sur les muscles de la main gauche dont le volume et la teinte feuille morte contrastent avec l'intégrité apparente des muscles correspondants de la main droite. Le premier interosseux dorsal est le plus dégénéré, viennent ensuite les trois derniers interosseux dorsaux, les interosseux palmaires, les muscles de l'éminence thénar et ceux de l'éminence hypothénar.

Examen histologique des muscles (1). — Les muscles ont été examinés à l'état frais et après durcissement dans le bichromate de potasse et la celloïdine. A l'état frais nous avons eu recours aux coupes par congélation et à la dissociation; nous ne donnons que

(1) Les préparations des muscles et des nerfs périphériques ont été présentées par notre maître, M. Joffroy, à la Société médicale des Hôpitaux, à l'occasion de sa communication sur le pied-bot tabétique.

les résultats obtenus par ce dernier procédé, les données fournies par les coupes ayant été absolument semblables à celles obtenues ultérieurement par le durcissement méthodique des pièces.

La dissociation a porté particulièrement sur le muscle long péronier latéral droit, le soléaire gauche et le premier interosseux dorsal du pied droit. La dilacération du tissu musculaire avait été rendue difficile par suite de l'existence d'une grande quantité de graisse. Les préparations colorées par le picrocarminate, montées dans la glycérine et examinées à l'aide d'un grossissement convenable ont présenté les particularités suivantes : 1° sur toutes les préparations il existe une grande quantité de tissu adipeux, dans lequel sont plongés les éléments musculaires ; 2° Les fibres musculaires sont grêles et atrophiées ; à côté de fibres ayant conservé un volume normal, on trouve d'autres tellement amincies que leur diamètre ne semble pas dépasser celui d'une fibre nerveuse ; 3° La plupart ont conservé leur forme rubanée ou cylindrique, quelques-unes sont déformées ; rétrécies par places, distendues plus loin, elles présentent à un haut degré le caractère variqueux, tout en conservant leur continuité ; 4° La striation transversale persiste, dans la plupart des fibres volumineuses, elle est à peine appréciable sur les plus petites, les fibres variqueuses en sont absolument dépourvues, sur une préparation du long péronier latéral, on trouve un grand nombre de fibres musculaires dépourvues de toute striation ; 5° Les noyaux du sarcolemme sont plus apparents qu'à l'état normal ; leur multiplicité est plus manifeste sur les fibres déformées ; 6° Enfin, il existe dans ces préparations une grande quantité de fines granulations, dont le siège est difficile à préciser.

Examen des muscles après durcissement. Muscles des membres inférieurs. — Des coupes ont été pratiquées sur la plupart de ces muscles, mais les lésions sont tellement ressemblantes, qu'il serait inutile de les décrire dans chaque muscle en particulier ; disons seulement que l'examen histologique a confirmé l'examen macroscopique et que les muscles qui à l'œil paraissaient les plus atrophiés, ont présenté les lésions histologiques les plus accusées.

Une coupe transversale, colorée par le picrocarminate et montée dans la glycérine, offre à un faible grossissement les particularités suivantes : 1° Il existe une grande quantité de tissu adipeux, qui entoure et circonscrit les faisceaux musculaires. La graisse est plus abondante dans le soléaire et le long péronier latéral droit ; les faisceaux musculaires sont au contraire plus compactes dans le long péronier latéral gauche et les extenseurs des orteils ; 2° Les faisceaux musculaires présentent un aspect et des dimensions très variables ; à côté de faisceaux volumineux, offrant une coupe régulière et paraissant sains, on en rencontre d'autres tellement atrophiés, qu'ils sont à peine visibles avec ce grossissement ; 3° La coloration des faisceaux musculaires n'est pas partout la même, d'un rouge intense sur les plus volumineux, on la voit pâlir sur les plus petits et prendre une teinte orangée sur les plus atrophiés.

Avec un grossissement plus fort, ces faits deviennent plus nets. Les faisceaux musculaires, dont les dimensions sont normales, présentent une section régulière, leurs faisceaux primitifs sont bien développés, égaux, rapprochés, sans interposition de tissu conjonctif. La coupe des faisceaux atrophiés est au contraire irrégulière ; cela tient d'une part au volume inégal des faisceaux primitifs qui les composent, et d'autre part à l'accroissement du tissu conjonctif qui entoure et sépare ces éléments.

Dans certains faisceaux, celui-ci est tellement abondant que sur le champ du microscope on n'observe pas trace de tissu musculaire. L'examen de ces faisceaux musculaires primitifs à un fort grossissement, montre un aspect grenu et plusieurs noyaux dans leur épaisseur.

Des préparations colorées par l'éosine-hématoxylique permettent de constater mieux encore la prolifération du tissu conjonctif interfasciculaire ; par places les noyaux conjonctifs sont tellement abondants qu'ils masquent complètement le tissu musculaire, très atrophié dans ces endroits.

Les coupes transversales montrent donc, comme la dissociation, qu'il s'agit là d'une dégénération profonde des muscles ; celles-ci permettent en plus de relever l'inégale répartition de la lésion dans les muscles affectés. Dans le même muscle on trouve non seulement des faisceaux sains à côté d'autres complètement dégénérés ; mais dans le même faisceau musculaire altéré, des faisceaux primitifs sains, d'autres en voie d'atrophie, d'autres enfin complètement envahis par la prolifération conjonctive. Il semble que la lésion se fasse progressivement, envahissant faisceau par faisceau, fibre par fibre.

Muscles de la main gauche. — L'examen a porté sur le premier interosseux dorsal et le court abducteur du pouce ; il a été fait comparativement sur les mêmes muscles de la main droite qui présentaient une structure normale. L'altération est analogue à celle constatée dans les péroniers et répartie de la même façon : des faisceaux sains à côté d'autres profondément dégénérés et dans ceux-ci une grande quantité de tissu conjonctif, des faisceaux primitifs grêles, atrophiés et présentant plusieurs noyaux dans leur épaisseur. Une diminution notable et uniforme dans le diamètre des faisceaux primitifs a été la seule modification constatée dans quelques faisceaux du biceps et du deltoïde gauches ; il ne s'agit pas d'un état pathologique, mais de l'amaigrissement simple de la fibre musculaire.

Examen histologique des nerfs. Nerf cubital gauche. — Des coupes ont été pratiquées sur deux portions du nerf, prises l'une au niveau de la gouttière du carpe, l'autre au niveau du pli du coude. Il n'existe pas de différence sensible entre les lésions trouvées dans ces deux segments. Sur une coupe transversale colorée par la méthode de Weigert et à un faible grossissement (V. Oc. 1. obj. 2), on reconnaît à la première inspection microscopique l'existence de lésions profondes. Tous les faisceaux du nerf sont intéressés, mais à des degrés variables ; la coupe comprend un filet collatéral, dans celui-ci, la lésion est plus prononcée. Chaque faisceau examiné isolement offre une surface irrégulière, les tubes nerveux ne sont pas rapprochés et uniformément disposés, comme à l'état normal, mais disséminés et séparés les uns des autres par des espaces colorés en jaune brun. Un grossissement plus fort (V. Oc. 1. obj. 6) permet de mieux préciser la raréfaction des fibres nerveuses, on trouve, il est vrai, sur chaque champ du microscope, des fibres dont la myéline est bien colorée en noir, mais ces fibres sont disséminées et isolées par une grande quantité de tissu conjonctif coloré en jaune brun. Avec ce grossissement, on reconnaît d'autre part l'existence d'un grand nombre de petites fibres nerveuses de 3 à 4 millim. de diamètre dans des proportions tout à fait anormales, ainsi qu'on peut s'assurer en comparant la coupe à celle d'un cubital sain durci et coloré par les mêmes procédés. Sur des préparations colorées par le picrocarmin et examinées à l'aide du même grossissement on reconnaît que le tissu jaunâtre, qui, en grande partie a remplacé les tubes nerveux, est de nature conjonctive; nulle part, dans ce tissu, on n'observe de cylindres axiles. Des préparations colorées par l'éosine-hématoxylique confirment ces données; ainsi dans les espaces libres colorés en jaune brun par la méthode de Weigert, en rose par le carmin, on trouve une grande quantité de noyaux bleus; là, au contraire, où les fibres sont rapprochées et d'appaparence normale, les noyaux sont rares, nullement proliférés. Les parois des vaisseaux sont légèrement épaissies; quant au tissu conjonctif interfasciculaire, il n'offre aucune modification appréciable.

Dissociation du cubital gauche. — Une première série de dissociations faites à l'état frais après action de l'ac. osmique tant sur ce nerf que sur le nerf tibial antérieur n'a pas donné de résultats satisfaisants. Les nerfs ayant séjourné trop longtemps dans l'acide osmique étaient devenus cassants, les fibres présentaient pour la plupart un aspect moniliforme artificiel et l'état des préparations était impropre à un examen sérieux. Sur le conseil de notre maître, M. Gombault, nous avons traité par l'acide osmique des nerfs ayant déjà séjourné dans le liquide de Müller. Pour cela après une dissociation grossière, rendue facile par un durcissement déjà avancé, ceux-ci ont été placés en partie dans une solution d'acide osmique au centième, en partie dans une solution plus étendue à 1/200. Après un séjour de 24 heures pour les premiers de deux ou trois jours pour les autres, les nerfs ont été lavés à l'eau distillée, plongés pendant plusieurs jours dans le picro-carminate, enfin dissociés et montés dans la glycérine. Par ce procédé, on obtient de très belles préparations, la myéline prend une coloration brunâtre, le cylindre-axe et les noyaux sont colorés en rose pâle.

Un segment du cubital gauche, pris au niveau du carpe a été dissocié dans toute son épaisseur. Sur toutes les préparations, on trouve un grand nombre ne fibres saines ; leur myéline est colorée en brun, le cylindre-axe rosé n'est pas bien apparent sur toute l'étendue de ces fibres ; mais on peut s'assurer de son existence au niveau des étranglements interannulaires.

A côté de ces fibres on en trouve d'autres réunies en faisceaux, colorées en rouge brique et offrant par places de petites granulations brunes. Quelques fibres de ces faisceaux complètement isolées par le hasard de la préparation, peuvent être suivies dans une certaine étendue et permettent de relever les particularités suivantes : les unes offrent un double contour, leurs bords sont réguliers, leurs parois semblent accolées et ne laissent voir aucun élément dans leur épaisseur ; d'autres très minces présentent dans leur trajet de petites dilatations ovalaires contenant soit des granulations arrondies et brunes, de petites boules de myéline soit deux ou trois noyaux. Ces fibres se rapprochent par leurs caractères du type cinq de MM. Pitres et Vaillard, et paraissent être des gaînes vides. La présence de gaines vides dans ces faisceaux mal colorés, d'une dissociation difficile, semble indiquer que les fibrilles qui composent ces faisceaux constituent le dernier degré de la dégénération névritique.

Il est à remarquer que dans aucune préparation on ne trouve la myéline en voie de segmentation.

Indépendamment des gaines vides, on rencontre dans ces préparations un grand nombre de fibres grêles et fines, atrophiées dans leur ensemble, tout en conservant un cylindre-axe et une gaine de myéline d'apparence normale.

En résumé, ce qui domine dans la lésion de ce nerf et ceci s'applique à tous ceux, dont nous aurons à nous occuper, consiste d'une part dans l'existence de fibres grêles en plus grand nombre qu'à l'état normal et d'autre part dans la raréfaction des tubes nerveux dans la disparition d'un grand nombre de fibres à myéline ; à la place de ces fibres, on trouve un tissu grenu ou fibrillaire contenant une notable quantité de noyaux conjonctifs et des gaines vides.

Nerf médian gauche, pris au niveau de la partie moyenne du bras. On retrouve des lésions analogues. Tous les faisceaux sont dégénérés dans des proportions variables. Les fibres nerveuses sont séparées, par une quantité notable de tissu conjonctif ; les fibres grêles se rencontrent en grande abondance ; dans son ensemble la lésion est moins prononcée que dans le cubital.

Nerf circonflexe. La coupe est régulière, il n'existe pas d'intervalle entre les fibres nerveuses, dont la structure est conservée. L'éosine-hématoxylique n'y décèle aucune accumulation de noyaux. La coupe a porté sur un segment du nerf pris dans l'aisselle ; les filets articulaires n'ont pas été examinés.

Nerf cubital droit, sain ; la coupe est régulière, les tubes nerveux bien développés sont rapprochés et comme serrés les uns contre les autres.

Nerfs des membres inférieurs. Nerfs intra-musculaires des péroniers latéraux et du soléaire gauche. Les nerfs intra-musculaires ont été examinés sur des coupes transversales du muscle correspondant et sur des préparations faites par dissociation dans les mêmes conditions que le nerf cubital gauche, dont il a été question précédemment. L'étude des nerfs musculaires sur des coupes transversales du muscle nous a paru offrir des renseignements aussi précis que ceux obtenus par la section des gros troncs nerveux ; pour cela deux conditions sont nécessaires, à savoir : choisir le segment du muscle qui répond à l'origine d'un gros filet nerveux et pratiquer des coupes transversalement à l'axe de ce dernier. En effet, si l'examen portait sur des filets nerveux d'un très petit diamètre et obliquement coupés, la richesse normale de ces filets en tissu conjonctif pourrait donner le change et faire considérer comme pathologique un état sain.

Après un séjour de six semaines à deux mois dans le bichromate de potasse, le segment musculaire avec son filet nerveux a été enrobé dans la celloïdine, comme s'il s'agissait d'un simple tronc nerveux. Des coupes ont été pratiquées à l'aide du microtome de Verick, qui permet après quelques tâtonnements, d'obtenir une orientation suffisante pour pratiquer des coupes bien transversales par rapport à l'axe du principal filet nerveux. Celle-ci ont été ensuite colorées, soit par la méthode de Weigert, soit par l'éosine hématoxylique et montées dans le baume de Canada.

L'emploi de ces deux colorations nous a fourni ici comme dans la dégénération des gros troncs nerveux des indications des plus importantes ; en effet, tandis que la double coloration de Weigert permet de constater la disparition d'un grand nombre de fibres nerveuses, l'éosine-hématoxylique décèle dans les espaces dépourvus de tubes nerveux, l'existence d'une grande quantité de noyaux conjonctifs.

Sur des préparations ainsi obtenues, nous avons pu constater une dégénération étendue dans les nerfs intra-musculaires des longs péroniers latéraux et du soléaire gauche ; la dégénération devient d'autant plus évidente, quand l'on compare ces coupes à celles d'un muscle sain. Nous avons eu l'occasion d'étudier les nerfs ; intra-musculaires des péroniers latéraux, dans deux autres cas de tabes, où ces muscles étaient sains, or des coupes faites et colorées par ces mêmes procédés nous ont permis de constater l'intégrité des nerfs intra-musculaires : les tubes nerveux y étaient régulièrement disposés, rapprochés, sans intervalles dépourvus de fibres à myéline et sans aucune accumulation de noyaux conjonctifs.

Plusieurs filets nerveux du long péronier latéral gauche ont été dissociés ; sur toutes les préparations, on rencontre des fibres saines ; les fibres volumineuses sont rares, il existe au contraire un grand nombre de fibres grêles, dont la myéline et le cylindre-axe sont conservés. Entre ces petites fibres, on observe des gaines vides, les unes réunies en petits faisceaux, d'autres complètement isolées contenant des granulations très fines et plusieurs noyaux.

Nerfs musculo-cutanés péronier droit et gauche (pris au niveau du tiers supérieur de la jambe et au dessus de l'origine des nerfs musculaires). Lésions analogues ; tous les faisceaux du nerf ne sont pas affectés ; on en observe trois ou quatre absolument sains ; dans les faisceaux dégénérés espaces vides, et grand nombre de petites fibres nerveuses.

Nerfs tibiaux antérieurs. — Un faisceau central avec fibres disséminées et espaces dépourvus de fibres à myéline : dans les autres faisceaux la seule lésion appréciable consiste dans la prédominance marquée des fibres grêles.

Nerfs sciatiques poplités externe, interne et nerf tibial postérieur droits. — Contrairement à ce que l'on observe sur les préparations précédentes un grossissement de 80 diamètres (Ver. oc. 1 obj. 2) ne permet de constater aucune lésion, sinon l'inégalité des tubes nerveux ; avec un grossissement plus fort (oc. 1 obj. 7) on peut s'assurer que dans certains faisceaux, il existe de petites lacunes produites par la disparition de tubes nerveux ; dans ces lacunes, sur des préparations colorées par l'éosine-hématoxylique, on trouve beaucoup de noyaux conjonctifs.

Grands nerfs sciatiques. — Ici les coupes se rapprochent davantage de l'état sain ; en dehors de l'existence de fibres grêles, on ne trouve que de rares faisceaux, dans lesquels on puisse, avec un fort grossissement soupçonner la disparition de fibres à myéline.

Racines cervicales antérieures. — La sixième racine gauche est saine. La coupe transversale de la septième colorée par le procédé de Weigert, et comparée à celle du côté opposée, offre manifestement un volume moins considérable. Les tubes nerveux y sont régulièrement disposés ; leur gaine de myéline est mince et par places elle fixe à peine la matière colorante. Nulle part on ne constate la disparition de tubes nerveux. Les fibres dont la myéline se colore mal par ce procédé, examinées sur des préparations traitées par le picro-carminate, laissent voir dans leur épaisseur l'existence d'un cylindre-axile. Un aspect analogue se rencontre dans la huitième racine, où des petits fibres se montrent en grande abondance. Dans la racine antérieure gauche correspondant au premier nerf dorsal, indépendamment de l'atrophie simple des fibres nerveuses on constate un aspect plus irrégulier de la surface de la coupe en même temps que la disparition d'un petit nombre de tubes nerveux. Une seule des racines antérieures droites a été examinée ; sa structure est normale.

Racines lombo-sacrées antérieures. — Un premier examen fait sur deux racines lombaires avait montré leur parfaite intégrité, plus tard, pour vérifier ce point, nous avons pratiqué des coupes sur l'ensemble des quatres premières racines sacrées et de la dernière lombaire réunies en un seul faisceau et englobées dans de la celloïdine. Dans les préparations colorées par les procédés ordinaires, nous avons trouvé une seule racine manifestement dégénérée, et une seconde offrant des lésions analogues mais moins accusées, dans toutes les autres les tubes nerveux sont disposés comme à l'état normal, formant des mosaïques régulières, sans espaces vides sans trace de prolifération conjonctive. Il est à noter cependant qu'ici encore on rencontre sur plusieurs endroits de petites fibres à myéline dans des proportions tout à fait anormales.

Dans les racines dégénérées les lésions se présentent semblables à celles que nous avons constatées dans les nerfs périphériques : les tubes nerveux y sont épars, disséminés et dans les espaces dépourvus de fibres nerveuses on constate une quantité notable de noyaux conjonctifs. Il est à remarquer que sur les préparations colorées par le picro-carminate la dégénération paraît moins profonde ; on y trouve en effet des cylindres axiles entourés d'une très mince couche jaunâtre de myéline, là où la coloration de Weigert ne permet pas de reconnaître des tubes nerveux. Ceci doit être rapproché de ce que nous avons observé dans les racines cervicales, et peut s'expliquer par l'extrême finesse de la myéline, qui ne fixe plus suffisamment l'hématoxyline, seul élément reconnaissable par ce procédé.

Moelle épinière. Corps granuleux. — Nous avons recherché les corps granuleux sur des coupes faites par congélation trois semaines après l'autopsie, lorsque les éléments de la moelle avaient été suffisamment fixés par le bichromate de potasse. Les coupes ont porté sur les différents segments de la moelle et plus particulièrement sur les portions correspondant à la cinquième racine cervicale, à la quatrième racine dorsale et à la quatrième racine lombaire. Après coloration par le bleu de quinoléine (procédé de MM. Marie et Huet) et montage dans la glycérine, nous avons examiné avec soin ces préparations sans constater nulle part la présence de corps granuleux, pas plus dans les faisceaux sclérosés que dans les cordons antéro-latéraux et la substance grise.

Après un séjour de deux mois dans le liquide de Müller, le durcissement de la moelle a été complété dans la celloïdine. L'examen a porté principalement sur les renflements brachial et lombaire divisés en autant de segments qu'il existe de racines nerveuses. Une légère incision verticale faite sur le cordon antéro-latéral gauche nous a permis de reconnaître ultérieurement sur les coupes le côté de la moelle que nous avions sous les yeux.

Des coupes de 20 μ à 30 μ d'épaisseur ont été pratiquées à l'aide du microtome de Verick et reçues par dizaine dans un godet spécial ; deux sur dix, en moyenne, ont été préparées pour l'examen histologique.

Pour la coloration de la moelle, nous avons eu recours aux trois procédés, dont il a déjà été question ; la coloration par le procédé de M. Weigert montre avec la plus grande netteté les lésions des cordons blancs et permet de suivre les fibres radiculaires dans la substance grise ; le picro-carminate donne les meilleures préparations pour ce qui concerne la substance grise et les cellules des cornes antérieures ; l'éosine-hématoxylique nous paraît recommandable non seulement par sa grande puissance élective sur les noyaux, mais aussi, par son affinité, pour les corpuscules amyloïdes, qu'elle fait ressortir, avec la plus grande précision.

Région cervicale au niveau du sixième nerf. — La dégénération des cordons postérieurs est très étendue, elle occupe les faisceaux de Burdach et de Goll dans toute leur étendue se prolongeant jusqu'à la commissure postérieure; les fibres à myéline y sont rares : nulle part on ne rencontre de cylindre d'axes dénudés ni tuméfiés, les plus petits vaisseaux sont sains, les parois des plus volumineux paraissent légèrement épaissies. Les racines postérieures dans leur trajet intra-médullaire sont absolument dégénérées. Des nombreux corpuscules amyloïdes existent dans les cordons postérieurs, dans la substance grise de la corne postérieure et dans les racines correspondantes.

Les premières coupes faites sur cette région montrent une égale répartition des éléments cellulaires dans les deux cornes antérieures, leur structure paraissant normale, à mesure que l'on se porte vers la septième racine cervicale la structure de la corne gauche se modifie progressivement, tant par le volume que par le nombre et la conformation des cellules motrices.

Au niveau de la septième racine cervicale, la disposition du processus pathologique est la même dans les cordons postérieurs; aucune lésion dans le reste de la substance blanche. Le volume des cornes antérieures est égal des deux côtés, il en est de même de leur forme et de leur coloration, à l'aide d'un faible grossissement, on peut déjà constater une différence sensible dans le nombre et le développement des éléments cellulaires; l'énumération des cellules motrices faite sur un grand nombre de préparations à l'aide d'un grossissement de 60 diamètres, donne une différence de sept à dix, entre les deux côtés; dans ce chiffre sont comprises toutes les cellules saines ou altérées reconnaissables par ce grossissement. Les cellules multipolaires de la corne antérieure droite, sont volumineuses, bien colorées par le carmin, avec un noyau, un nucléole et de nombreux prolongements : on en trouve cependant dans chaque préparation une ou deux dont l'aspect, le volume et la structure se rapprochent singulièrement des petites cellules de la corne gauche. Dans cette dernière, indépendamment de la diminution du nombre, on constate différentes modifications dans la structure des cellules motrices, ce qui permet d'en distinguer trois variétés : *a*, des cellules saines bien développées, avec un noyau apparent : un amas pigmentaire bien circonscrit et des nombreux prolongements; *b*, des cellules plus petites arrondies, vésiculeuses, sans prolongements, avec un noyau apparent, mais entouré de toute part de pigment, enfin *c*, de petits éléments cellulaires, de forme arrondie, remplis de pigments dépourvus de noyau et de prolongements. La névroglie n'offre aucune différence sensible entre les deux cornes antérieures; l'éosine-hématoxylique y fait voir quelques corpuscules amyloïdes sans prédominance appréciable pour le côté gauche. Sur toutes les préparations, on peut suivre les fibres radiculaires postérieures, jusqu'à la base de la corne antérieure, sans qu'il soit possible de préciser avec netteté la structure dans leur trajet ultérieur. Les fibres radiculaires antérieures sont plus développées dans le segment droit de la moelle; dans les fibres radiculaires gauches, manifestement plus grêles et moins apparentes, on peut reconnaître l'existence d'un cylindre axile, entouré d'une mince couche de myéline; la différence dans l'aspect, le volume et la coloration des fibres radiculaires antérieures est assez prononcée, pour qu'on puisse reconnaître à cette seule inspection le côté de la moelle qu'on a sous les yeux. Dans toute la hauteur de la moelle, correspondant à l'origine du huitième nerf cervical, on rencontre les mêmes lésions.

Cette même disposition existe dans les premières coupes de la région dorsale, mais bientôt la différence dans la structure des deux cornes antérieures devient moins prononcée le nombre et la structure des cellules de la corne droite se modifiant dans les mêmes proportions.

Dans la région lombaire la dégénération des cordons postérieurs est beaucoup plus étendue, limitée par les fibres radiculaires correspondantes, elle se prolonge en avant jusqu'à la commissure postérieure; la substance grise de la corne postérieure et les racines correspondantes participent à la dégénération. A un premier examen il ne semble pas exister de lésions cellulaires profondes de la substance grise des cornes antérieures, on n'y observe pas en effet, la disparition en masse des cellules motrices; d'autre part l'existence de lésions semblables dans les deux cornes antérieures, donne l'apparence d'un état normal ; mais un examen attentif permet d'y reconnaître les modifications suivantes : Les cellules sont disséminées et la disposition normale en trois groupes ne se montre plus avec la même netteté ; le nombre en est réduit et cela d'une façon variable ; sur un grand nombre de coupes intéressant la portion de la moelle comprise entre le quatrième et le cinquième nerfs lombaires, on n'en trouve pas plus de douze à quinze par corne antérieure ; plus bas le nombre augmente, en même temps qu'une prédominance marquée dans le côté gauche de la moelle est facile à constater, la moyenne des cellules étant de 27 pour le côté gauche et de 20 seulement pour le côté droit. A côté de cellules volumineuses, ayant conservé une structure normale, on en observe d'autres, petites arrondies dépourvues de prolongements, envahies par un amas pigmentaire granuleux, laissant entrevoir un noyau ou simplement réduites à de petites masses de matière pigmentaire. Entre ces deux extrêmes, on observe des états intermédiaires, représentant des cellules dans des périodes différentes de l'atrophie. Dans la névroglie, qui entoure les cellules on ne perçoit pas de modifications sensibles ; l'éosine-hématoxylique en particulier, n'y décèle aucune prolifération conjonctive. Les fibres radiculaires antérieures peuvent être suivies dans tout leur trajet intra-médullaire ; la comparaison avec une coupe de moelle normale, permet de reconnaître une diminution incontestable de leur volume, mais leur structure est normale, le cylindre axile est perceptible et entouré d'une mince couche de myéline. L'examen des racines sacrées fait en masse ne nous a pas permis de savoir exactement la situation des deux racines dégénérées et de porter davantage l'investigation histologique sur la portion correspondante de la moelle ; il est vraisemblable qu'à ce niveau nous aurions rencontré, dans les fibres radiculaires antérieures, une lésion plus avancée ; cependant nous devons ajouter que l'examen histologique de toute la région lombaire et de la région sacrée a été fait.

Parmi les nombreuses particularités, qui ressortent de

cette observation, nous nous en tiendrons aux troubles trophiques et à la discussion de l'examen histologique du système nerveux.

Contrairement à ce que l'on voit d'habitude l'apparition de arthropathies et celle de la paralysie des muscles de l'œil s'est effectuée tardivement, en pleine période d'incoordination motrice, lorsque la malade était déjà condamnée à l'immobilité la plus absolue. L'arthropathie des épaules s'est produite quelque temps après l'apparition de la paralysie de la troisième paire et a été rapidement suivie de l'atrophie de la main gauche et vraisemblablement de celle des deux jambes, cette dernière étant survenue sans troubles fonctionnels propres à attirer l'attention de la malade.

L'arthropathie des articulations scapulo-humérales, une fois développée, avec le cortège ordinaire de cette lésion (la malade se trouvait à cette époque dans le service de M. le professeur Charcot et fut à plusieurs reprises l'occasion de démonstrations cliniques) et après avoir déterminé la luxation de la tête humérale, est restée stationnaire ; aussi à l'autopsie n'avons-nous pas rencontré l'usure et l'atrophie des surfaces articulaires, comme cela se voit habituellement. Une large érosion du périoste, un léger épaississement de la synoviale, avec un petit corps étranger, telles sont les seules lésions observées dans l'articulation examinée. Les filets nerveux se rendant directement à l'articulation n'ont pas été étudiés ; une coupe du nerf axillaire, pris au niveau de l'aisselle n'a permis de reconnaître aucune lésion. La substance grise de la corne antérieure gauche a été trouvée manifestement altérée, quelques cellules de la corne antérieure droite nous ont paru également lésées ; nous consignons ce fait, sans vouloir en tirer aucune conclusion.

Dans les membres supérieurs l'atrophie musculaire occupe un seul côté, la main gauche étant principalement affectée, dans les membres inférieurs les deux jambes sont prises, c'est ce que nous a montré, tout au moins l'examen macroscopique des muscles des cuisses, l'examen histologique de ces muscles n'ayant pas été fait.

Avec une diminution considérable de la contractilité faradique et galvanique des muscles, on a noté un ensemble symptomatique en rapport avec la fonction de muscles dégénérés; la main de singe avec déformation en griffe des deux derniers doigts au membre supérieur, un pied-bot varus équin avec flexion et déformation des orteils dans les membres inférieurs.

Les déformations du pied dans le tabes ataxique se rapportent soit à une lésion trophique des os du tarse, décrite par MM. Charcot et Féré sous le nom de pied tabétique, soit à une lésion musculaire constituant le pied-bot tabétique, sur lequel notre maître M. Joffroy a attiré dernièrement l'attention. Nous n'avons pas à y insister, sinon pour rappeler les caractères distinctifs du pied-bot tabétique par atrophie musculaire.

Le pied-bot tabétique reconnaît, en effet, une triple origine : 1° la diminution de la tonicité des muscles à laquelle s'ajoute la pression des couvertures et le séjour prolongé au lit ; 2° une parlysie limitée à certains groupes musculaires de la jambe et particulièrement celle des péroniers latéraux ; 3° enfin l'atrophie de ces mêmes muscles. Le seul élément distinctif, au point de vue clinique consiste dans les modifications électriques des muscles et des nerfs ; celles-ci n'ayant été constatées que dans le pied-bot tabétique amyotrophique ; la mollesse, la flaccidité, l'effacement des saillies musculaires ne pouvant indiquer, comme nous l'avons vu précédemment une atrophie vraie des muscles. Nous avons déjà relevé les particularités les plus importantes de l'examen histologique des muscles, nous n'y reviendrons pas et nous aborderons immédiatement la discussion des résultats fournis par l'examen du système nerveux.

Chemin faisant, dans la relation de l'examen histologique nous avons signalé les différents procédés, dont nous nous sommes servi. Nous avons fait un grand usage des coupes transversales, pour l'étude des nerfs périphériques, nous y trouvons des avantages sérieux ; comprenant toute l'épaisseur du nerf, la coupe permet de reconnaître facilement et de circonscrire la lésion ; l'examen comparatif étant des plus faciles, c'est la seule manière de procéder, si l'on veut préciser avec netteté la prédominance des lésions dans le bout central ou dans le bout périphérique du nerf. De plus l'étude des nerfs faite dans ces conditions met à l'abri de toute cause d'erreur ; une dégénération constatée sur une coupe transversale est une lésion incontestable, elle ne saurait résulter d'un artifice de préparation, comme cela se voit parfois à la suite de la dissociation, enfin ce procédé nous paraît préférable, en particulier dans ces dégénérations chroniques des nerfs, où la disparition des tubes nerveux constitue la lésion dominante. Dans les nerfs intra-musculaires, dans les troncs nerveux et dans les racines antérieures la disposition du processus pathologique est la même et se résume en une triple altération à savoir : prédominance marquée de fibres grêles, dont le cylindre-axe est conservé, la gaine de myéline est mince, mais d'apparence normale ; raréfaction des tubes nerveux, qui au lieu d'être rapprochés, accolés les uns aux autres, sont épars, disséminés, séparés par une substance grenue, dans laquelle le picro-carmin et surtout l'éosine-hématoxylique montrent une grande quantité de noyaux conjonctifs ; dans ce tissu intertubulaire la dissociation permet de reconnaître des gaines vides.

Diminution des fibres à myéline, gaines vides, petites fibres, telle a été la lésion constatée. Si l'on peut conclure à l'existence incontestable d'une lésion névritique, il n'est pas moins vrai qu'on n'a pas là des éléments suffisants, pour en préciser la nature ; d'ailleurs nous avons absolument négligé cette question, nous limitant purement et simplement à la constatation de la dégénération. La lésion par elle-même ne permet donc aucune déduction, au point de vue de son origine, car si elle se rapproche de ces dégénérations chroniques consécutives aux poliomyélites chroniques antérieures, elle semble identique aux névrites périphériques des nerfs cutanés et mixtes constatées dans le tabes, par MM. Westphal et Sakaky pour ne citer que les auteurs dont l'examen histologique a été fait à l'aide de coupes transversales.

La dégénération des faisceaux nerveux très étendue dans les nerfs intra-musculaires, diminue progressivement à mesure que l'on se porte vers le grand nerf sciatique. Ainsi, bien appréciable encore dans le tronc des nerfs musculo-cutané et tibial antérieur, elle devient plus difficile à saisir dans le sciatique popiité externe et on ne retrouve aucune lésion apparente dans le grand nerf sciatique; c'est là la disposition habituelle de la dégénération dans les névrites périphériques. Avons-nous à faire à une pareille lésion? Les résultats fournis par l'examen de la moelle sont contraires à une telle interprétation.

A l'examen macroscopique de la moelle, M. Joffroy, nous a fait voir certaines racines antérieures manifestement amaigries, dans la région lombaire la teinte même des racines antérieures droites paraissait plus foncée.

Dans la région cervicale de la moelle, où la corne antérieure gauche est seul lésée, nous avons observé des lésions incontestables, à savoir, une diminution du nombre des cellules multipolaires et des traces d'atrophie pigmentaire dans certaines des cellules persistantes; la structure des fibres radiculaires antérieures gauches paraît conservée, mais l'examen comparatif avec celle du côté droit, permet d'affirmer l'amoindrissement de leur volume. Dans la septième racine cervicale, on a noté une atrophie simple, des tubes nerveux, dans la première dorsale la dégénération de quelques fibres nerveuses.

A partir du premier nerf dorsal, la lésion devient bilatérale et à la première inspection microscopique moins frappante, particulièrement en ce qui concerne le nombre des cellules motrices. Celles-ci étant disséminées leur groupement en trois régions n'apparaît plus avec la même netteté. Au milieu de cellules saines on en trouve un grand nombre de manifestement malades; depuis la simple disparition des prolongements cellulaires, jusqu'à l'atrophie complète de la cellule, transformée en un amas pigmentaire circonscrit. Les fibres radiculaires antérieures ont pu être suivies dans tout leur trajet intra-médullaire sans présenter aucune lésion appréciable, sinon une diminution simple et plus ou moins apparente de leur volume. Dans les racines antérieures correspondant au plexus sacré, nous en avons trouvé une presque complètement dégénérée, dans une autre une dégénération partielle a été constatée et dans la plupart à côté de fibres bien développées, on rencontre des fibres grêles, dans des proportions anormales. Dans la jambe droite l'atrophie musculaire était plus marquée et à partir du second nerf sacré, nous avons remarqué une prédominance des lésions dans ce côté de la moelle.

Il existe là un ensemble d'altérations pathologiques qui ne permet pas, croyons-nous, de penser à une lésion spontanée des nerfs périphériques. Une autre hypothèse à savoir que les lésions médullaires puissent être considérées comme secondaires et consécutives aux névrites périphériques ne nous semble par soutenable. Depuis les recherches de notre excellent maître M. Joffroy, qui a été le premier à attirer l'attention du côté des nerfs périphériques, le nombre des observations publiées de névrite périphérique spontanée dépasse la cinquantaine, or jamais le retentissement à la moelle n'a été relaté, au contraire tous les auteurs sont unanimes à reconnaître l'intégrité des cornes antérieures, dans les faits qu'ils ont rapportés. Une autre hypothèse pourrait être soulevée, ce serait celle qui comprendrait les deux lésions, comme développées indépendamment, mais sous l'influence de la même cause occasionnelle; celle-ci intéressant isolément une partie ou la totalité du segment neuro-musculaire. S'il s'agissait d'une affection générale, d'une intoxication, ou si encore l'existence de névrites musculaires dans le tabes ataxique était un fait démontré, l'hypothèse aurait sa raison d'être, mais dans l'état actuel de nos connaissances, nous croyons pouvoir l'écarter.

Nous sommes donc en présence d'une lésion des cellules motrices des cornes antérieures ayant amené l'atrophie des muscles et la dégénération des nerfs périphériques. La disposition de la lésion cellulaire, beaucoup plus diffuse que dans le cas de MM. Charcot et Pierret ne nous a pas permis de suivre exactement la dégénération des fibres radiculaires postérieures dans la substance grise de la corne antérieure.

Le mode de dégénération du segment neuro-musculaire permet d'autre part de relever les deux particularités suivantes. Il est intéressant de noter, en effet, qu'une disparition des fibres nerveuses constatée dans les racines du plexus sacré ne se retrouve pas dans le tronc du sciatique; cela ne veut point dire évidemment que le prolongement de ces fibres soit intact, mais que leur état de dissociation, d'éparpillement dans l'épaisseur de ce tronc nerveux les rend imperceptibles à nos moyens d'investigation. Si l'on considère donc l'intégrité apparente du sciatique d'une part et les modifications trouvées dans les branches collatérales et terminales du nerf d'autre part, on se croit autorisé à considérer comme périphérique une lésion, qui, en réalité, est d'origine centrale. L'erreur peut être commise avec d'autant plus de facilité que l'examen de plusieurs racines peut être négatif; c'est ce qui est arrivé dans notre cas, deux racines antérieures prises indistinctement dans la région lombaire ayant été trouvées saines. Dans nos recherches, l'erreur était encore plus facile, étant donnée l'apparente intégrité des cornes antérieures dans la région lombaire; nous l'aurions commise certainement, si l'existence d'une lésion unilatérale dans la moelle cervicale n'avait attiré notre attention de ce côté.

Une seconde particularité, qui mériterait de plus amples développements, si les éléments ne nous faisaient défaut, est la suivante. Il est incontestable que la dégénération des deux racines antérieures du plexus sacré n'est proportionnelle ni à l'étendue de l'atrophie musculaire ni à la lésion des nerfs périphériques, ni aux modifications des cellules motrices. En d'autres termes la lésion spinale est plus manifeste dans les nerfs périphériques, elle retentit davantage sur la terminaison du segment neuro-musculaire que sur son origine la racine antérieure. C'est là un fait contraire à la loi Wallerienne à laquelle a été assimilée la dégénération du segment neuro-musculaire dans les poliomyélites antérieures.

Cette disposition du processus dégénératif doit être rapprochée, croyons-nous de celle constatée par Eisenlhor (1) dans son cas, et tend à montrer combien est vraisemblable l'hypothèse émise par M. Charcot (2), MM. Rumpf et Erb (3) et suivant laquelle, l'influence trophique des cellules motrices s'exercerait du centre à la périphérie ; toute perturbation dynamique ou organique de ces cellules se manifestant par des modifications dans la partie la plus éloignée du segment neuro-musculaire, dans le muscle d'abord, dans le nerf périphérique ensuite.

Si des faits semblables venaient confirmer cette donnée à laquelle les recherches expérimentales de M. le professeur Ranvier sont favorables, la dégénération du segment neuro-musculaire ne serait plus descendante, mais centripète, ascendante, analogue à celle qui est considérée aujourd'hui, comme le caractère propre des névrites périphériques spontanées.

Dans les nerfs et dans les racines nous avons trouvé un grand nombre de fibres grêles, dont la myéline et le cylindre-axe étaient conservés ; quelle en est la signification, représentent-elles des fibres de nouvelle formation ou plutôt le premier degré de la dégénération névritique? Dans tous les cas, leur existence est anormale comme l'examen comparatif avec des nerfs sains nous a permis de nous en assurer.

(1) Ueber progressive atrophische Lähmungen, ihre centrale oder peripher. natur, Neurol. Centralblatt. 1884, p. 183.

(2) Arnozan. Des lésions trophiques consécutives aux affections du système nerveux. Th. d'Agrégation, 1880.

(3) Bemerkungen über gewisse Formen der neurotischen Atrophie, Neur. Centralblatt. 1883, n° 21.

CONCLUSIONS

I. — Dans l'état actuel de nos connaissances, l'amyotrophie tabétique reconnaît pour origine une lésion des cellules motrices des cornes antérieures de la moelle, comme MM. Charcot et Pierret l'ont établi ; il est vraisemblable, mais point démontré qu'elle puisse être la conséquence d'une névrite périphérique.

II. — L'absence de toute dégénération apparente dans un tronc nerveux volumineux, coïncidant avec une dégénération de ses branches collatérales et périphériques n'indique point nécessairement une lésion périphérique.

III. — Il est vraisemblable que la dégénération du segment neuro-musculaire commandée par les modifications des cellules motrices de le moelle débute par l'expansion terminale de celui-ci, la racine antérieure étant la dernière à manifester la lésion de son centre trophique.

HAVRE. — IMPRIMERIE DU COMMERCE, 3, RUE DE LA BOURSE

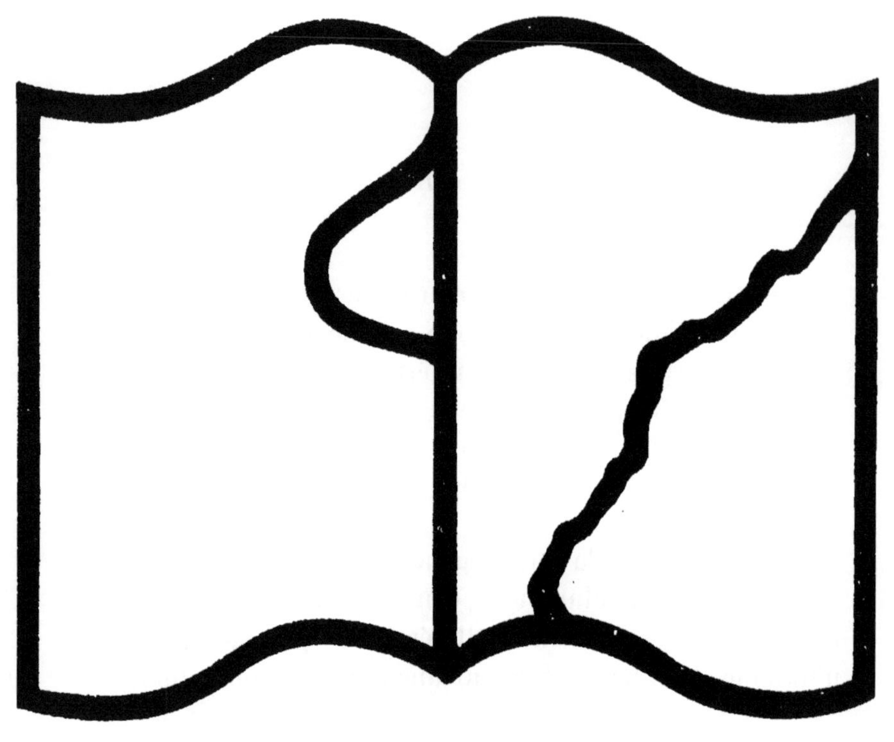

Texte détérioré — reliure défectueuse

NF Z 43-120-11

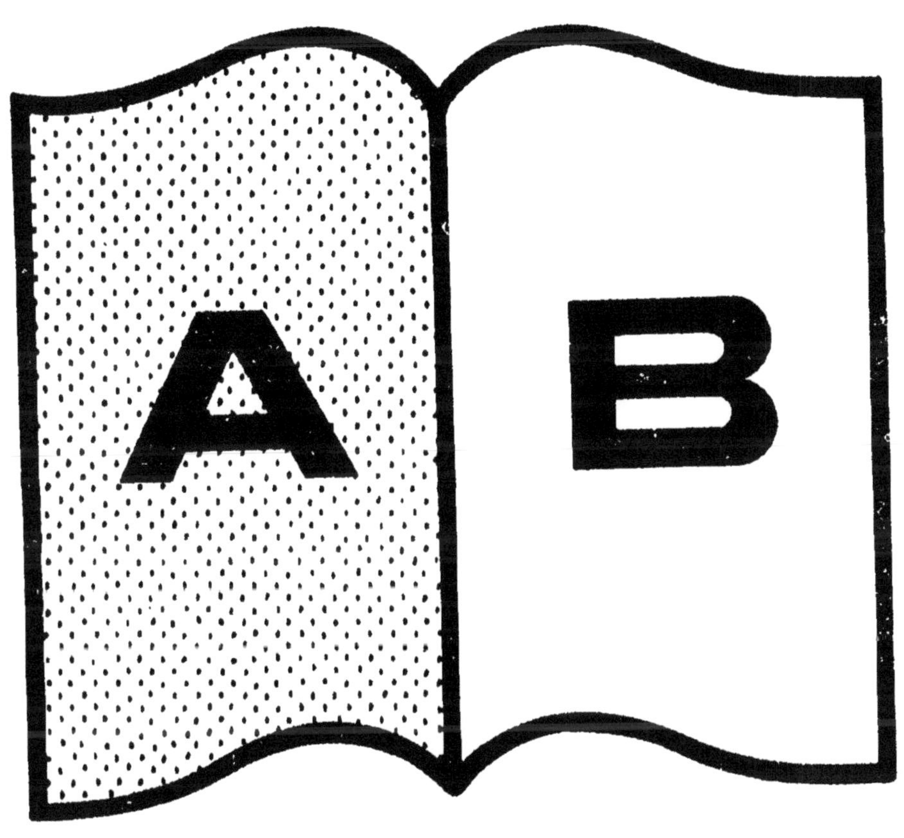
A
B

www.ingramcontent.com/pod-product-compliance
Ingram Content Group UK Ltd.
Pitfield, Milton Keynes, MK11 3LW, UK
UKHW020417230726
13925UKWH00004B/1488